有錢真好，健康更好！

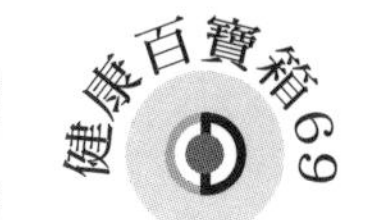

氣功防癌保健

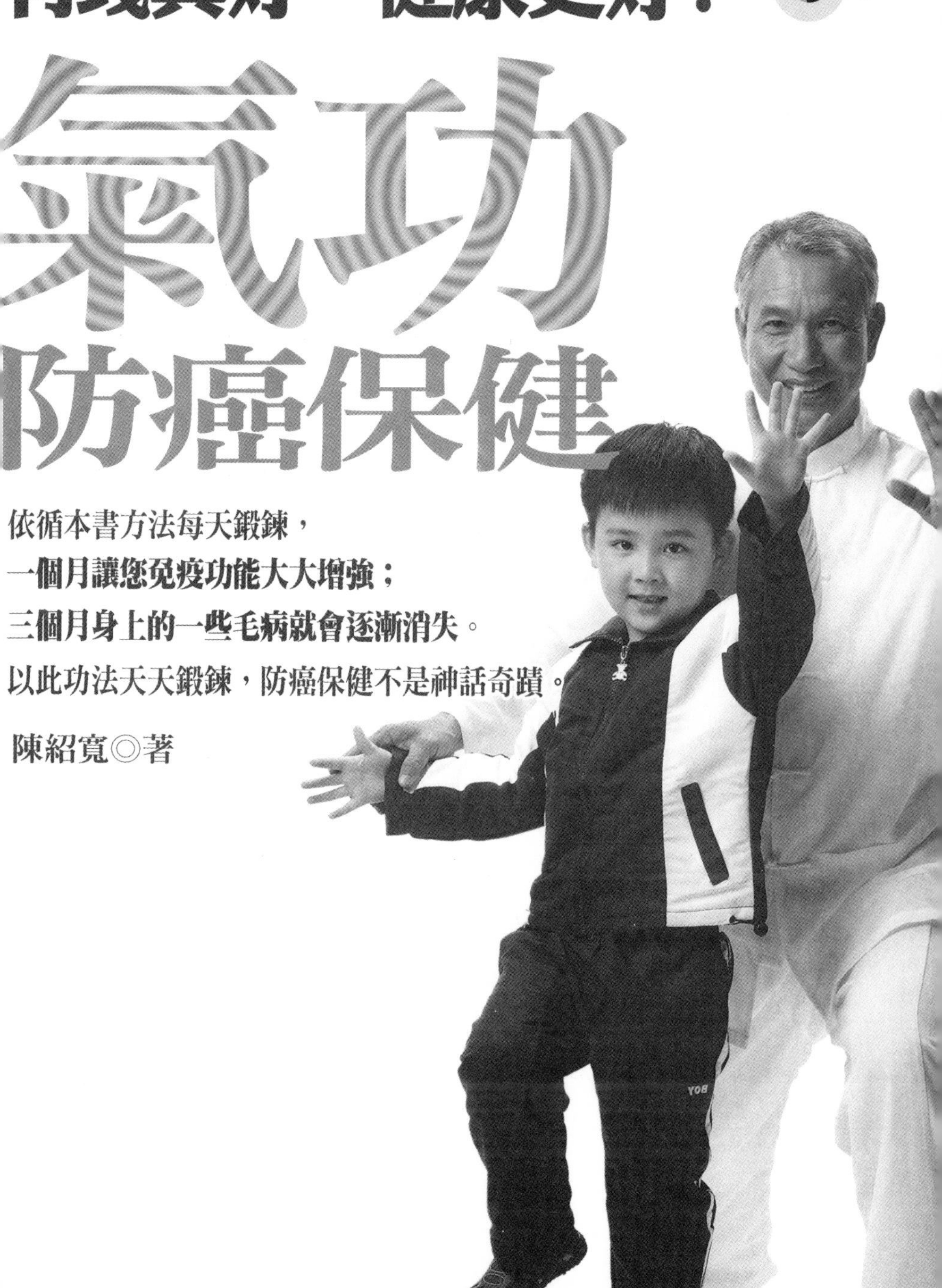

依循本書方法每天鍛鍊，

一個月讓您免疫功能大大增強；

三個月身上的一些毛病就會逐漸消失。

以此功法天天鍛鍊，防癌保健不是神話奇蹟。

陳紹寬◎著

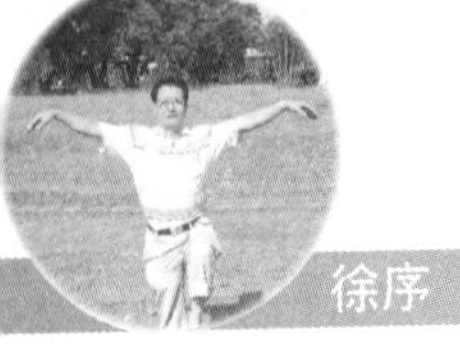

徐　序

人類從娘胎出世，就接受大自然空氣滋養，有氣的呼吸才能生存，正與魚群之賴以水然。所謂氣足則血旺，生命才有活力，我國古聖先賢無不以氣喻事物之正。

老子主長生久視：「倡專氣以致柔，能嬰兒乎！」孟子謂：「養吾浩然之氣。」宋相文天祥有：「養天地正氣，法古今完人。」之名言。張三豐眞人首創太極拳，純粹以練氣養生，可怯病延壽，禦侮防襲，氣……委實是生命的泉源。

老友陳紹寬兄，相知數十寒暑，爲人誠懇，學驗俱富，昔年活躍商業、社團，風華一時，勤奮不息，努力拼搏，身心勞累過度，體軀衰弱不堪，求醫服藥，甚少起色，嗣經研習氣功而逐漸康復，從此放棄商機，專事氣功研究，經多方尋師問道，足跡遍及臺灣及中國大陸各地，終於因緣際會，獲得明師悉心指導，紹寬智質過人，復勤練不輟，歷二十逾年，鑽研體悟，由氣貫串皮、肉、筋之

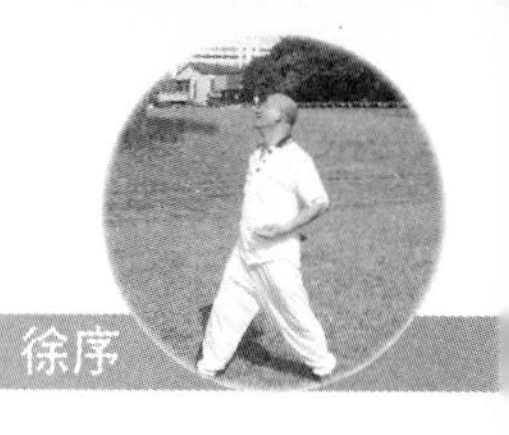

外層，深入到膜、骨、髓之內層，從本人的體質變化，望之若入仙人之境，因而受益之餘，發維摩病病之心，啓善與人同之願，罄諸所秘，和盤托出，撰述《氣功防癌保健》一書，貢獻社會大眾，並設堂親自授課，詳述書中練功法之外，指導如何照顧生命？從生活上，飲食上，如何攝身調理？如何練功防患疾病？如何從觀念上的改變解除病因？堪稱是一本能怯病延年，保健強身，人人實用必讀的好書，筆者拜稿之餘，欣爲之序。

中華民國鄭子太極拳研究會

理事長：徐憶中　謹識

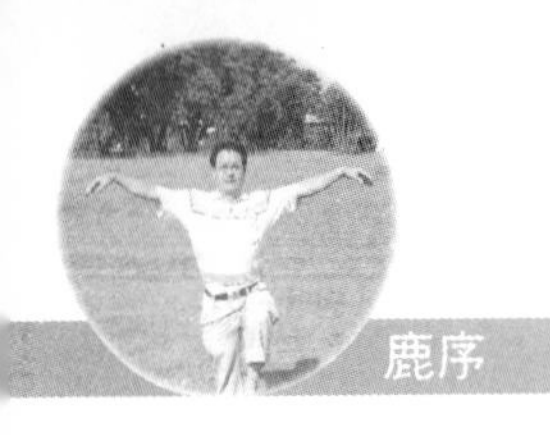

鹿　序

春來滿城花——讚氣功的人類美

好友陳紹寬老師，是我國氣功界名師，歷經多年尋高人，訪耆老，尤其是勤於練功，精華倍出，教育優質桃李，各領氣功風騷，令人欽羨！筆者側身校園教學，對氣功雖有嚮往，卻是門外之漢。近讀紹寬兄傾其長才，力作《氣功防癌保健》一書，內涵精到，貢獻極多，深感敬佩之餘，特不揣淺漏，學寫數行，藉表賀忱。

本書觀點正確，縷述有關書旨的名人讜論，行家經驗，以及配合時代思潮，申述「氣功防癌」，以及病理功法，條陳清晰，層次分明，以達氣功生活化，由淺入深，卻病延年，以期人人都能成爲氣功好手，則人類無病無憂，實現和平幸福天堂的偉大理想，多好！

人能活在安心順氣，而又神旺的日子，除了氣功直接的培養了金剛體能以外，似乎還有氣功師褓的禪道修爲功夫，以及能和任何情緒差異的人，親切相溝通的往來境界

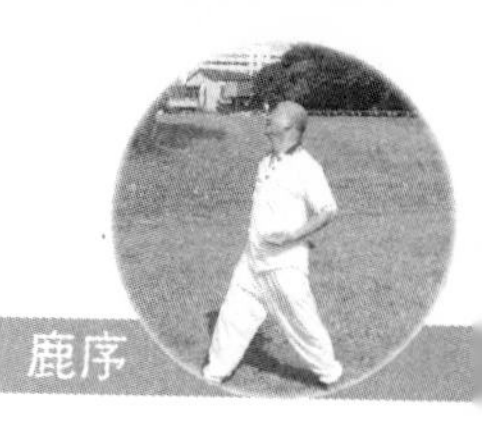

，與藝術情趣等群際要項，紹寬兄常以此爲教學弟子的衷心抱負。所以，我們中華兒女的傳統文化，講究的是「智、仁、勇」，以及西洋文化歷史，珍惜人生，重視「理性、感性、靈性」，因而，未來的人類氣功學，似乎還宜於提升更豐富的器識與學程，才見生活的藝術更爲可愛。

筆者才識短淺，自愧魯贅，因就此狂想，也算上是個學步，尚祈賢達指正，是感是禱！謝謝！謝謝！

精神健康研究會會長
鹿宏勛

鹿宏勛教授，現在為精神健康學諮詢師。乃最早期臺灣口才訓練學家，氣功前輩，90 高齡，健步如飛。

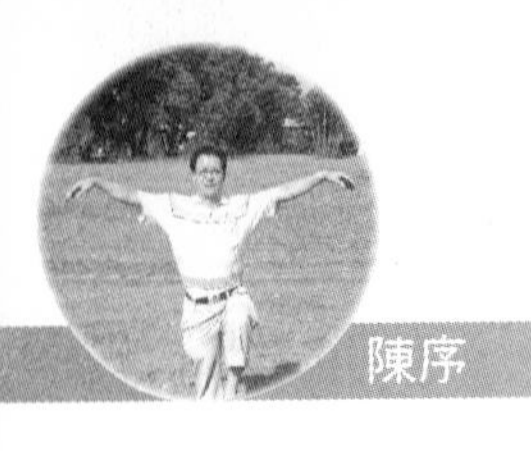

陳　序

眾所周知，地球只有一個，我們的身體也是獨一無二的。身體對人既然這麼重要，就要珍惜並保養它。所謂「人沒有長生之道，只有養生之道。」要養生就要「動」。人只有動，才能健康，只有動，才能「活著」。由此看來，人的身體要健康，要活得快活，就要懂得保養，而保養得宜、得當的方法甚多，其中之一就是練「氣功」，尤其是人到中年，身體上零件逐漸減弱與老化，只有藉運動養神，才能持盈保泰。

先賢常說：「人生七十古來稀。」爲何過去少有百歲人瑞？除了環境惡劣，不懂醫理之外，就是不重「養生、養性和養身」的「三養」功夫，這「三養」都不是唾手可得，而是要有持久的耐心功夫，也因持之「有恆」之不易，人也就馬馬虎虎荒廢了。

然而，三養眞的這麼難嗎？其實並非如此，一般人都可從養身開始，再做養性，最後就達到養生的善果。既然

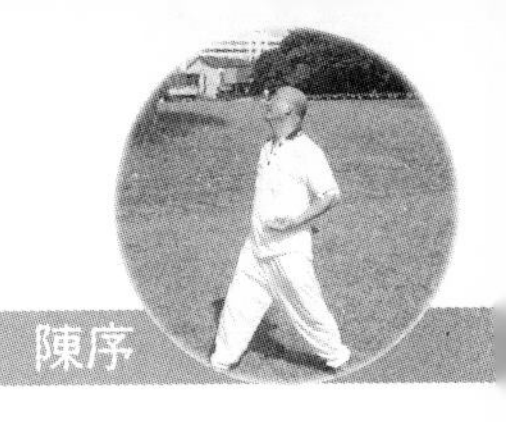

三養不難，爲何人不易有，人們要追求這種素養，常常都要有一番的際遇與領悟，才會痛下決心去追尋，一般人都是由於自己身體上的病痛；換言之，是在身體健康上出了狀況，才會有此毅力和鬥志。

吾友陳紹寬先生，多年前也因爲事業過於用心勞碌，以致身體出了狀況，爲求養身與養性，他毅然決然遠赴中國尋找名醫與名師，皇天不負苦心人，讓他尋得名師得「三養」的秘訣，也就是練氣功，不但可治身體疾病，亦可防癌上身，甚至可得一健康的人生，因此，練氣功可謂一舉數得。

紹寬是個有心的性情中人，爲人誠懇又熱心，也樂於助人，他綜合各種氣功手法，簡化成「易學、易練、易成」的「般若禪功」之功夫，將氣功與佛理相結合，讓想追求健康的人有一更好的選擇。最近他將多年的研究心得，撰寫成《氣功防癌保健》一書，並附有圖片相佐證，

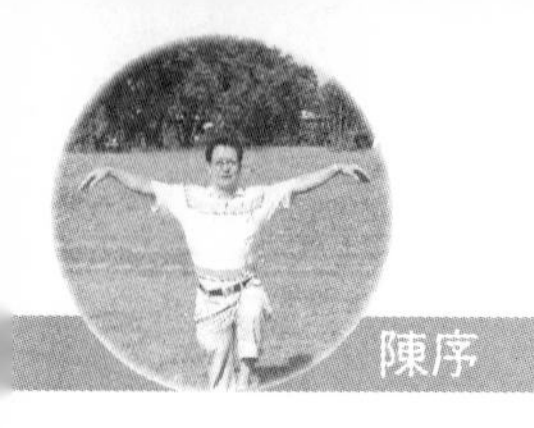

且輔以學習者的心得體驗，吾以爲此書之問世，讓想追求三養，尋找健康人生者，多一個活門參考，故在其付梓之前，有幸先睹爲快，也樂於推薦給想要身體健康的朋友作爲參考。

中華知識經濟協會理事長
中國台商投資經營協會理事長
陳明璋　教授

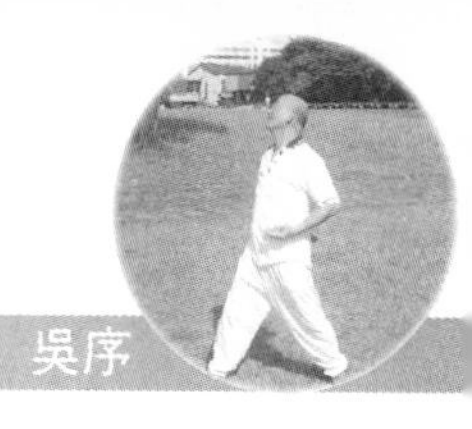

吳　序

去年受邀前往中華知識經濟協會演講，認識了精研氣功的陳紹寬老師，並得知即將於暑假中開班傳授氣功，余聞之稱善。

余過去對「氣功」素感好奇，然卻未得門道以窺其堂奧。既然獲邀參加，乃欣然加入研習。其間，陳老師熱心教導，使余樂在其中，極少缺席。如今，練氣功已成為余生活作息中的重要一環。

余平時亦重視養身之道，練習氣功後感覺受益匪淺，其中最值得與同好分享的體驗有三：其一是消除了五十肩素疾之餘緒，使余得免受其罣礙，身心俱感舒暢。

其次是增加筋骨柔軟度，使余能彎腰至雙手觸地而不覺困難，此乃余所未曾有過之經驗。其三則是於第三個月時，感受到「氣」的存在及其在體內起作用的狀況：當時余不斷地打哈欠、排氣、全身發熱出汗，猶如置身在蒸氣室內，練習結束後全身舒暢無比。

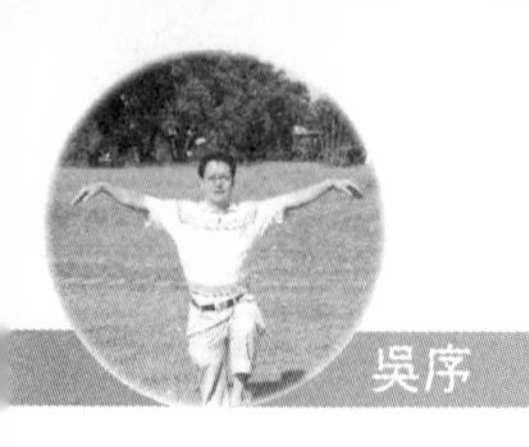

自參加陳老師的氣功課程後，余感覺身體狀況變好了，尤其筋骨方面更覺俐落，活動起來比過去更加靈活。

吳森田教授

練功半年的體驗

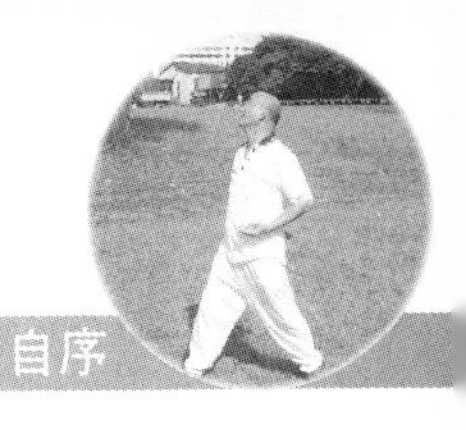

自　序

醫學有預防醫學、治療醫學、康復醫學，最近還有人提倡專門開發智慧的智力醫學。

氣功治病有自我鍛鍊的自控療法、有針灸推拿的經絡療法、有氣功師發放元氣的療法、有成就者發射神光的元神療法。

氣功防癌保健法，是一種自我鍛鍊的自控療法，最經濟實惠，方法至簡至易，效果甚高，無副作用。唯因一般對氣功瞭解甚少，而覺神秘，其實練氣功不困難，僅要有決心就能學好。

有些人不知道「養生」，把「治療疾病當養生」，凡正有病看醫生，有健保不花自己的錢。把保養生命的責任丟給醫生負責，其不知道醫生是醫病的，有病才醫，醫療是短暫的，養生是長期照顧生命。

經營生命需要養生，養生有培養、保養、修養，教導生存的技術要培養。維持生命的存在是要保養。提升生命

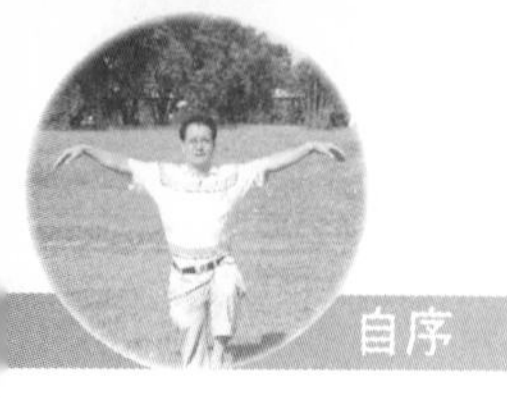

品質要修養。

預防疾病的發生就是保養，如果不得已住院開刀治療，治療之後需要照護，期待恢復健康，也是需要保養。這些生命的管理工作都要自己來的，所以學氣功增加免疫功能，是維持生命的存在，以及健康、快樂的好方法。

防癌保健功是本人從虛弱的病體練回到健康的方法，此法近年在社團、社區、禪院實施都得豐碩成果。因此許多好友、學員等，都希望把它整理成書分享大家。並得徐憶中前輩、鹿宏勛老師、陳明璋教授、吳森田教授之指導與支持完成本書，在此特別感謝，更要感謝吾內人，在吾長期練功期間大力的支持。

筆者是練功人，非寫書專業，況功夫永遠要往深處探搜，所以書中有很多不足，或有表達不清，需要改進之處，我們會誠心接受指教，謝謝觀看本書的讀友不吝提醒。謝謝！

陳紹寬

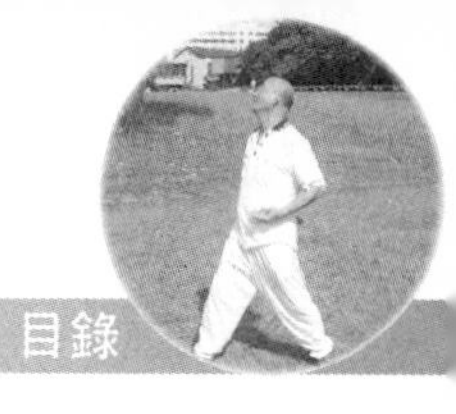

目 錄

壹、創辦的緣由

醫生是醫病的，有病才醫，而疾病前的預防，治療後的康復都要靠自己。這就是生命管理工作，生命管理的工作叫「養生」。

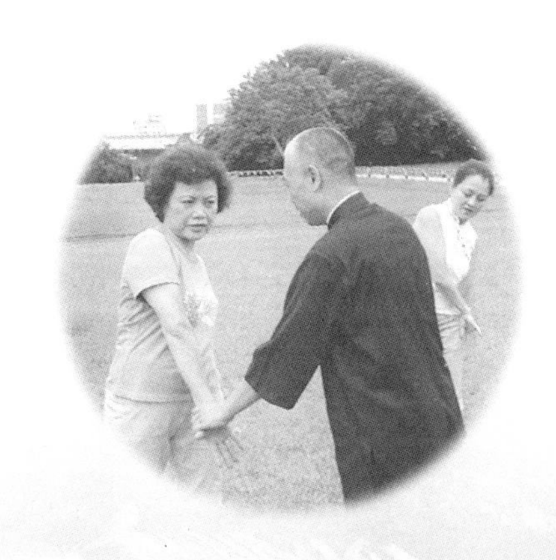

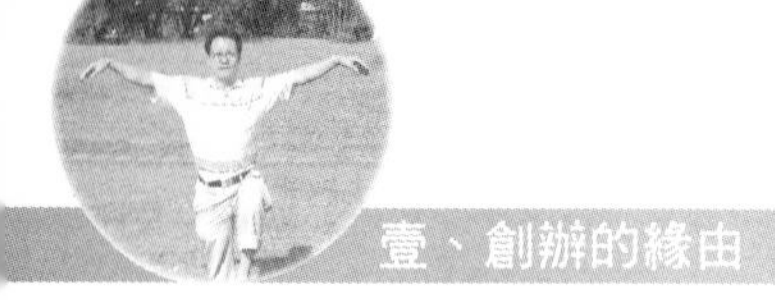

癌症，有很多人聽說自己得到癌症，就好像被判死刑一樣，無精打采，看了醫生反而加速死亡，被癌症嚇死的。有些雖然醫生、家屬都隱瞞病人，而從各項動作表情中，也讓病者產生懷疑而憂鬱，增加許多痛苦。病人苦，全家苦，整個家庭生態都變了調。

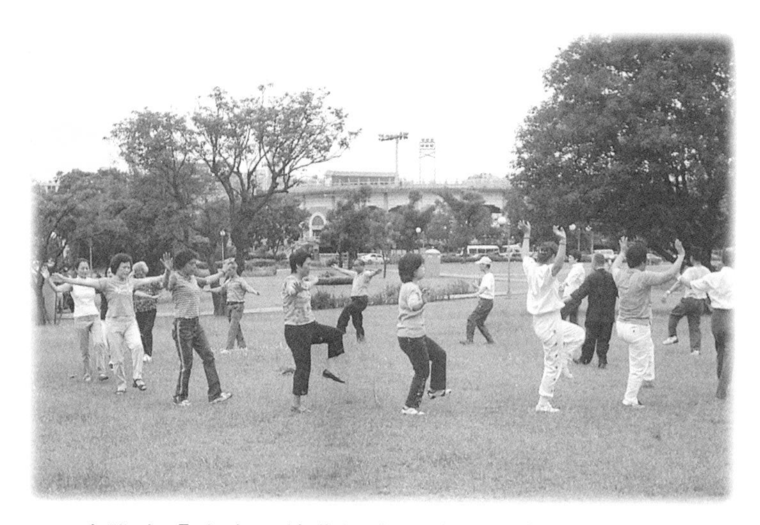

實際上「癌症」並非絕症，雖然目前的醫療不能保證醫好，其他的病也一樣不能保證的，雖然目前得到癌症的死亡率比其他症狀高，但其他症狀全部加起來就比癌症多，何況還有很多是誤診和醫療疏失。癌症的治療到目前似乎停在試驗階段，所以各種辦法都有。15年前我們去北京作氣功交流，有位老先生高文彬給我們作報告；他的抗癌經過，已經14年了還活的滿踏實的，後來他們帶我去地壇公園八一湖畔，看現場練功的情形，很多癌友自動的圍過來敘述他們的抗癌經驗。他們入班就被編號，老癌×××號，先承認自己，但勇敢的的戰鬥。然後由老癌給新癌做一些思想的武裝，有觀念上、有生活上，飲食上做一些輔導，並且天天練氣功。他們認爲當前治癌最好的方法是中醫、西醫、氣功三結合，西醫的治療、中醫元氣、氣功產生免疫和復元的功能三合一的力量不可忽視。

譬如案例中有人在放療、化療中，白血球由8,300降至2,400，血小板由140,000降至86,000，身體虛弱，沒有食慾，非常痛苦，經兩個月堅持練功而白血球恢復到5,400，血小板恢復到127,000。因此食慾增加，恢復體力。

在我們的經驗中，也有些免疫力極低的類風濕患者，練功後也呈現相當好的效果。

之後又回到屋裡看錄影帶，那是1985年，清華大學統計分析，追蹤5年來，在清華大學校園練功的23位癌症患者，死亡的有3人，從發病至去世，平均已存活4.4年，占

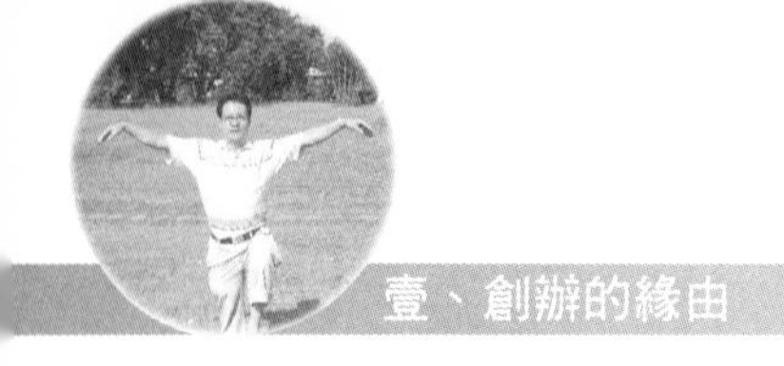

13%；當時健在的20人，占87%；有13人情況良好，占57%。這個統計，對練功的療效是令人鼓舞的。

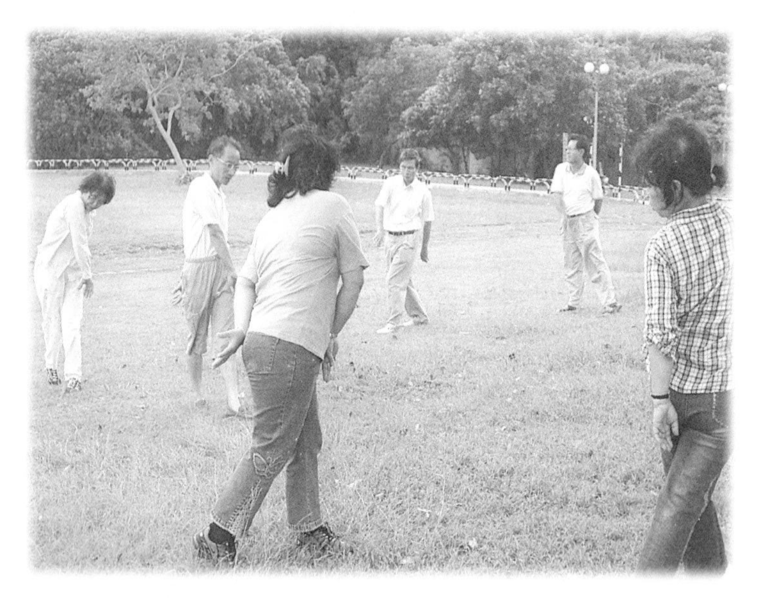

據高文彬先生14年抗癌的經驗說：「1976年，當年我55歲時，被確診罹患晚期肺癌，1976年8月31日，我在醫院做了開胸手術。但打開一看，縱膈淋巴、肺的淋巴結已有癌細胞廣泛轉移。在開胸後發現不能手術切除癌瘤的情況下，重新縫合，並做了一個療程的放療和一個療程的化療之後，就是堅持服中藥，堅持練氣功。」他又說：「14年了，第一他沒有被癌症嚇死，第二沒有在醫療過程中治死，第三活下來了，而且還活得滿不錯。」

按高文彬先生的抗癌生活過程，是重病不慌，沉著善斷，不亂投醫，堅持練氣功，不論是天冷天熱，颳風下雨，十四年如一日，天天練習，從不懈怠。他有信心，有決心，有毅力。因此把不幸變爲有幸。

他的生活很規律，每天3點鐘起床，4點鐘出門練功，8點半回來，無論春、夏、秋、冬絕不懈怠，堅持到底。

他的原則是堅持天天練功，配合中、西醫學治療，不亂投醫。理順思想，穩定情緒。營養均衡，生活規律。家庭和諧。

據最近網站流傳臺大病理學副教授李豐醫師的30多年抗癌經驗，她觀察癌症的形成，「大都經過長期的精神壓抑以及強烈的打擊而來的」，不是平白發生的。她認爲「抗癌」，「解除精神壓抑是很重要的步驟」。

她的抗癌生活是早上4點起床運動，每天做運動，改變體質，7點吃過簡單早餐後去上班。飲食簡單，多吃糙米或

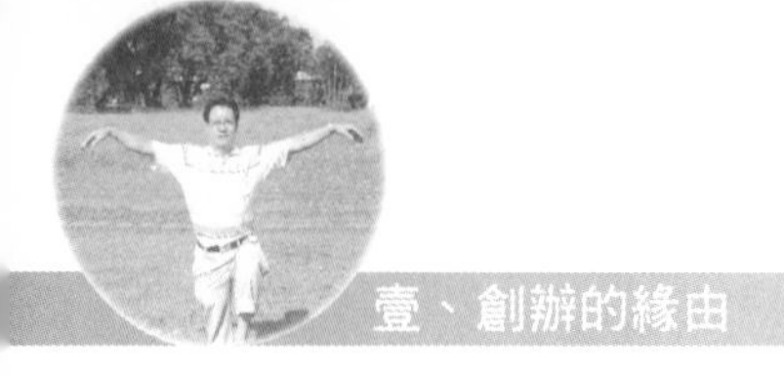

全麥麵包。生活不給自己壓力，下班不接電話。不生氣，多學笑。晚上8點靜坐後睡覺。

在日本也有抗癌的經驗，據曾壽添先生的敘述30年抗癌的經驗，結論是教人天天喝青菜湯和糙米茶。

在他的經驗中，青菜湯和糙米茶不但能防癌，也能使關節骨骼變得，皮膚年輕化。

總結以上三位「防癌的方法」，共同之點都是㈠普普通通的方法。㈡沒有用特別高貴藥材。㈢沒有吃特殊的營養品，不必花很多錢。因此特別綜合介紹如下：

㈠面對癌症，不要過度緊張而被嚇死。

㈡要有堅定的恆心和毅力，天天練功。

㈢在食物上，簡單化，喝青菜湯和糙米茶，吃全麥麵包，並不是不吃不喝，先餓自己，然後餓制癌症細胞。

㈣生活上，天天早睡覺，早起床做運動，學靜坐、下班不應酬，不接電話，改變生活習慣，不給自己壓力。

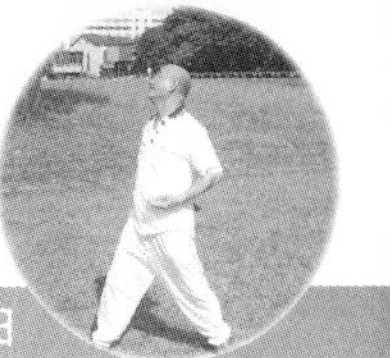

㈤在精神上，要求不生氣，多學笑。

㈥運動的方法，除了筋骨外，還要練吐音，排濁氣。

㈦相信科學的檢查，相信醫生之專業治療，不亂投醫。

㈧相信中醫、西醫及氣功三結合治療最有效。

由以上各方的資訊都顯示，防癌工作，不是「藥物、放療、化療」，是從飲食習慣上改變，特別是生活上的改變，每天運動及心靈上的解脫。

「藥物、放療、化療」是醫病的，不是預防。醫學有預防病醫學、治療醫學、康復醫學，最近還有人呼籲專門開發智慧的智力醫學。

很多人錯把治病當養生，認爲有病看醫生，反正有健保，不花自己的錢就能健康。把照顧自己生命的重要責任丟給醫生，那是錯的。

醫生是醫病的，有病才醫，而疾病前的預防，治療後的康復都要靠自己。這就是生命管理工作，生命管理的工作叫「養生」。

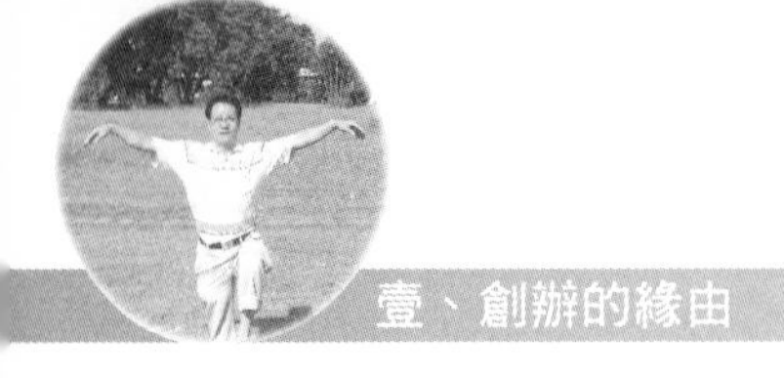

養生有培養、教養、保養和修養等。人的出生、成長要培養。學習生存的技術要教養。預防生病、延緩老化要保養。提升生命價值要修養。

生病是不幸的，要不生病，就要運動、練氣功，做預防。若不幸生病，就得治療，治療之間很多自己要注意的事項，治療之後的康復問題，都要自己去解決，這是癌友們應該認知的，所以抗癌要能有主動的精神自己願意做。

由於氣功的自控療法，人人皆可做，人人皆需要養生保健。這件事十幾年來一直埋在心中， 筆者一向謹慎，以當時的功力水準，不敢隨便倡言宣傳。10多年來，一邊自己默默的練功實踐，一邊由於自身嚴重病體變金剛，一邊從氣功教學中觀察。由學員練功心得中也得知他們的獲益。

另因學員們一直希望把此功法公開，得益更多需要的人，因此把許多套功法中，提取精要編製成套，作爲修身之基本，打造金剛體魄之入門，再經多年實驗，都有非常良好之實證。所以大膽推出，定名爲《氣功防癌保健功法》，正式推薦給大家。

據癌症形成因素統計，遺傳因素比率最高，遺傳是基因 DNA 染色體組合的問題，是先天性的存在，一般稱之爲業力，宗教界常說：「定業難轉。」難轉不是不能轉，而要下很大決心。轉變定業要「運動練功，修心養性」，從身體的改變，強化體能，從意識的有序化改變 DNA 的組合而斷除病根，不但照顧自己，也呵護後代。

防癌的工作不難，難的是自己的決心，僅有決心，健康、快樂就將浮現，下定決心的方法：

⑴要有自己事自己擔當的責任心

勇敢的面對自己的病，自己的命自己救，「主動積極的行動，立刻展開抗癌工作，表示您的決心」，這樣抗癌工作就已經從意識上開始到行動了。主動積極的精神有「甘願做，歡喜受」的意義，做起來不辛苦。

⑵要有斷因治果，不遺傳後代的呵護心態

斷因治果是自己願意斷除體內癌症基因，癌症基因往往是因心靈矛盾引起的，從心靈的追求改變，從思維的有序化，改變癌的基因。

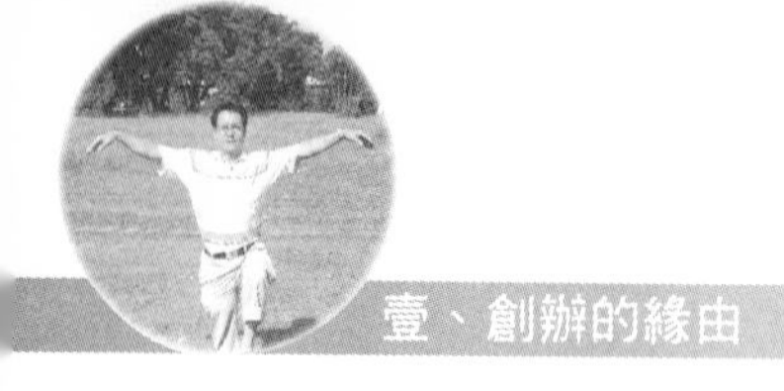

⑶**全然接受練功的安排**

這表示心地開放接受他人。因爲心地開放是思維有序化的基本。心地開放心靈能量流暢無阻，氣血自然通暢。

⑷**改變生活的習慣，做一個早起的練功人**

這是克服「懶惰」的心態。改變生活的方式，盡量減少事情，避免超越體力的工作安排。

⑸**改變飲食的習慣**

食物上力求簡單化，喝青菜湯和糙米茶，吃全麥麵包，避免營養過剩，嘗試改變體質。很多人是營養過剩，酸性物質吸收太多而成疾的。

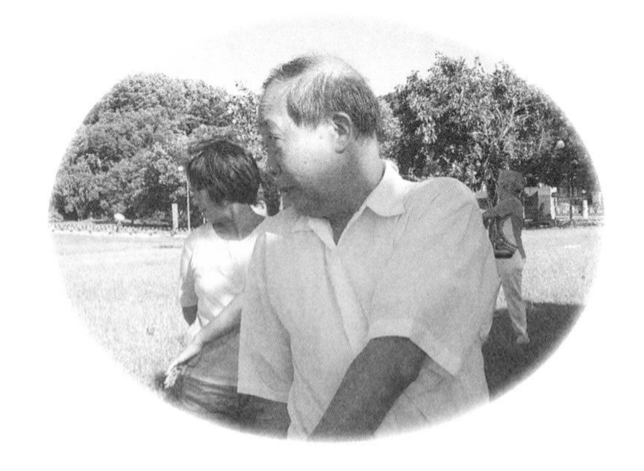

⑹參與集體練功活動

有互相勉勵的功能，也有各吐心聲的對象。

氣功防癌保健法雖緣大陸，但以客觀的環境而需求，在功法上的設計有很大變化，讓大家易懂、易學，快速有效。氣功防癌保健是平常保健預防工作，有病怯病，無病養生，希望氣功防癌保健法的推出對大家邁向健康的大道有所幫助，這個願力就是創辦「氣功防癌保健法」之緣由。

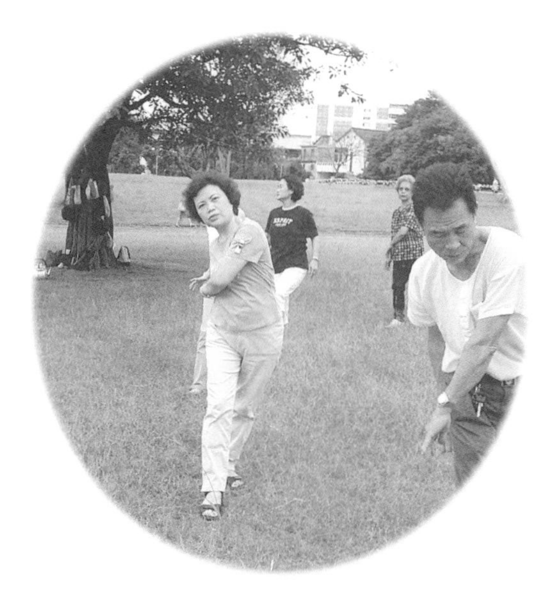

貳、創辦者的體驗

練功不僅是治病，最後是細胞的更新，治病是健康法，細胞的更新是長壽之根基，更新後外表雖與常人一樣，但內在骨髓盈滿，腰桿挺直。

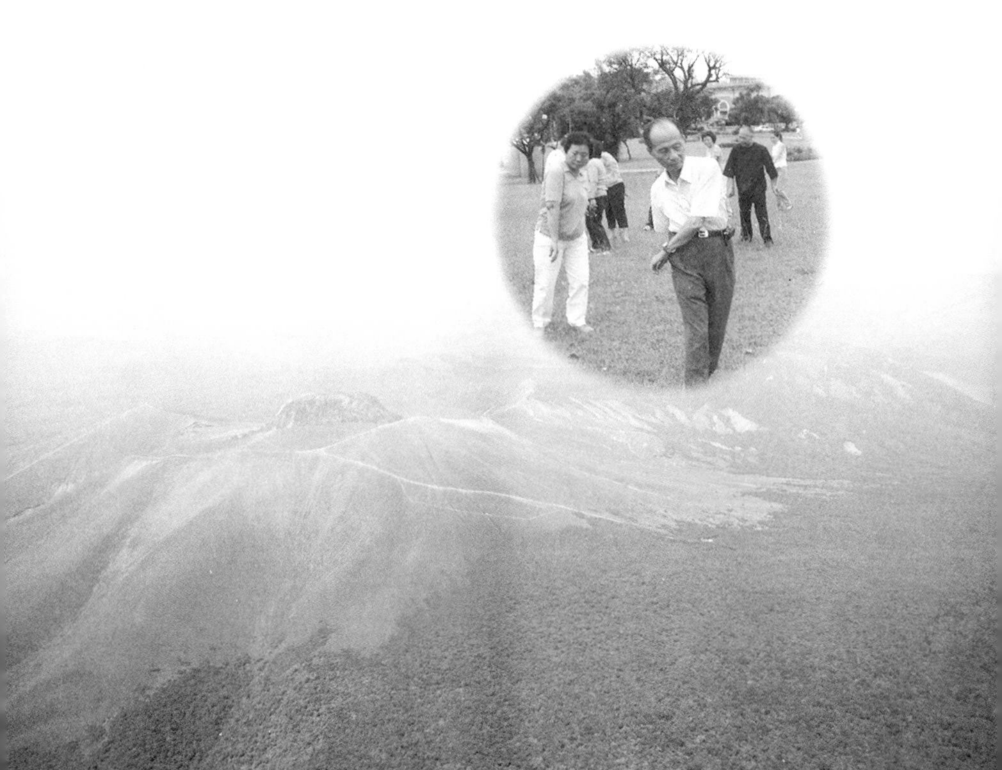

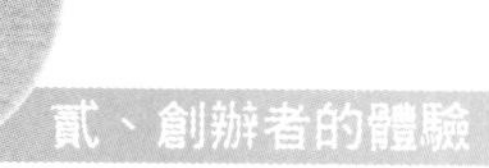

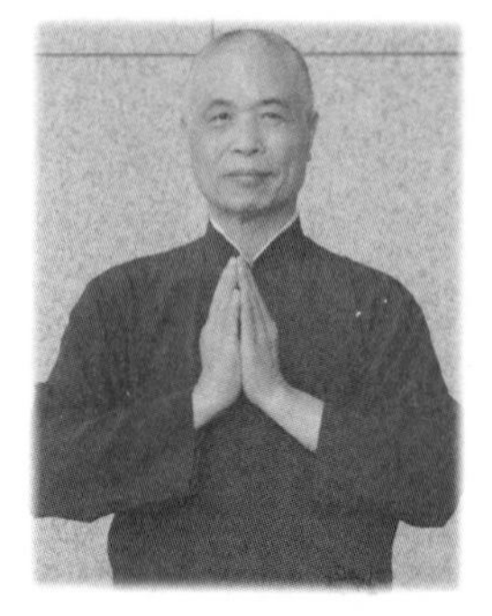

本會創辦人陳紹寬，1940年出生。1984年研習佛經及禪修八年，其中因身體日衰，而同時習練氣功四年，後因在靜坐中有許多現象，如靜坐中肚臍常內縮深及貼背，又身外常有一層白霧圍罩，身體底部常有一股氣往上沖等疑問，無法得到合理解釋，並且不知道下步怎麼做？因此於1990年起到大陸做多次氣功交流，並尋求明師。

在多方交流後，首先選學「中國元神功」，該功法強調「打通任督二脈，鍛鍊元神」，於此學習四年時間，身體起了明顯變化，悟得人身之黃道，而得吾師提攜爲該會副會長。

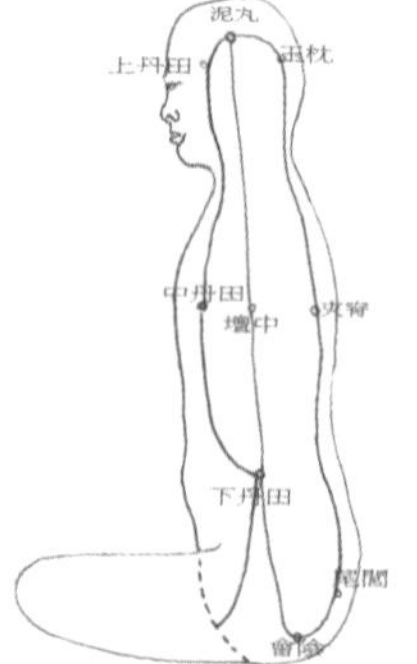

後再遇佛學大師，聖智上師，談論中與前所讀佛經很相應，並且聖智上師讚嘆：「佛家性功殊勝，道家命功優越，取長用優，如虎添翼。」這個說法又有較科學的具體鍛練方法可行，非一般的光唸

經、守戒。因此使我接受佛家煉性之功夫，之後體會到佛道本相融，並有相輔相成之理，是性命雙修之捷徑法。

十一年來，學習「心中之心法」與「鍛鍊元神」並進，結果如密宗所言：「出現中脈七輪」高層次現象。中脈的出現是自性由底部游經之路，其中行經七大關卡，每關都經一段時間的戰鬥才通過，每過一關剝去一層陰性穢物，而老病漸癒，過七層即群陰剝盡，則另有一番更新功夫，那是意識上的變化，這是由體入心，然後從心靈的淨化達到超越，而悟得所謂「去人欲，而存天理」之境，與天台宗所述：「善根發，覺魔事，治疾病，而證果。」完全相契。

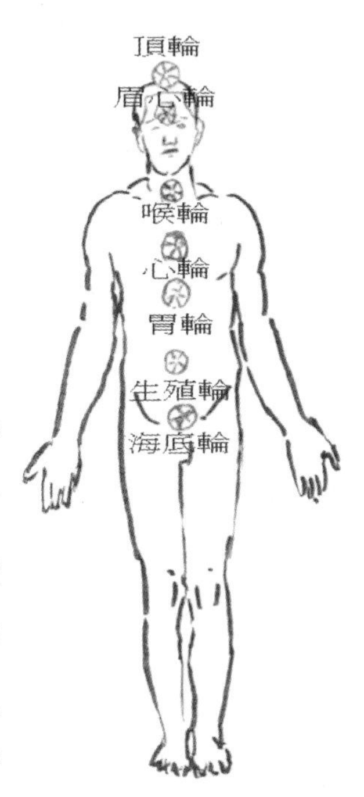

共經20多年修鍊中，終於悟透了「修命」、「修性」本不能分離，身心是一體，物我一元。故古聖言：「僅修性不修命，天下第一病，僅修命不修性，天下一詿人。」

「打通任督二脈」 就是表示經過氣功訓練，由皮、肉、筋、膜、骨，一層一層深入，達到髓、腦最深層的功夫。這在修道上，稱爲登堂入室，走上天梯，它是內修法，靠自己努力修得。與一般用觀想，灌頂或尋找外氣場的方法不一樣。自古成就者都是靠自己練得的，沒有靠外力成就的，即使佛陀在世，他的弟弟阿難，他的兒子羅喉羅也要自己修鍊而成就。

「打通任督二脈」對一個中年之後的修行者是很重要的，因爲它是培補體能虧損的步驟。任督二脈打通，中年之後的修行就有希望。

「中脈的出現」表示已經啓動體內潛能，開發宇宙能量成功，瑜珈稱爲靈熱開發成就。靈熱是密法成就的基礎。密宗稱六大成就之首，中脈就是靈脈，靈性來往的通路。靈熱開發極爲不易，即使密宗修持也鮮有人成功。

「七輪的出現」是宇宙潛能「靈熱」，由身體底部出現後，往上行遇到體內氣脈聚集區，稱爲脈結。氣沖脈結會產震盪，全身有七個大脈結，一般稱七輪，也是七個大關卡。這七輪都在中脈上，其他還有一些小輪，很少人提起。這是極不易的事，靈熱沖盪七輪，各輪都有不同的現象，不同的成就，沖破第七輪，在瑜珈叫千瓣蓮花開。一般人喜歡學破瓦法開頂，我的師父說：「古人有句話叫『開慧早夭』，我們要學的是勝義破瓦，非一般開頂。」勝義破瓦，是把能量留於體內，往更高層次發展，因此在體內經過一段時間蘊釀後，身體產生大變化，腹腔、胸腔內，臟腑的內外污穢，全部化成痰液吐出，化開污穢，氣血暢通，身體日健，以前大小毛病，不知不覺中消失。

練功不僅是治病，最後是細胞的更新，治病是健康法，細胞的更新是長壽之根基，更新後外表雖與常人一樣，但內在骨髓盈滿，腰桿挺直。筋脈活絡，皮肉均富彈性。簡直換一新體。因此10多年來未看過病。還得到健保局感謝狀嘉勉。

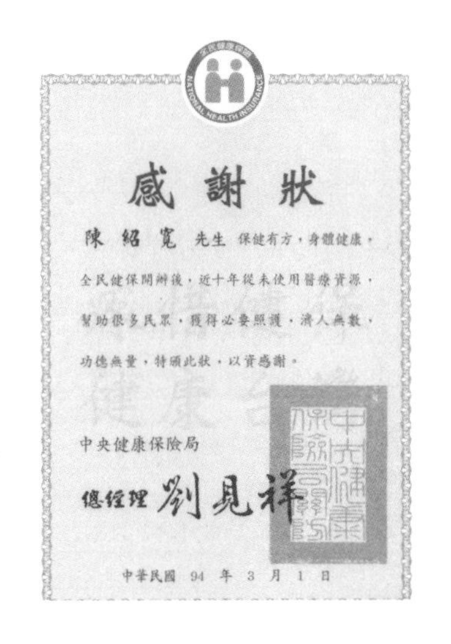

感謝狀

陳紹寬 先生 保健有方，身體健康，全民健保開辦後，近十年從未使用醫療資源，幫助很多民眾，獲得必要照護，濟人無數，功德無量，特頒此狀，以資感謝。

中央健康保險局

總經理 劉見祥

中華民國 94 年 3 月 1 日

以上所言，皆在色身上，即心經所言，五蘊中的

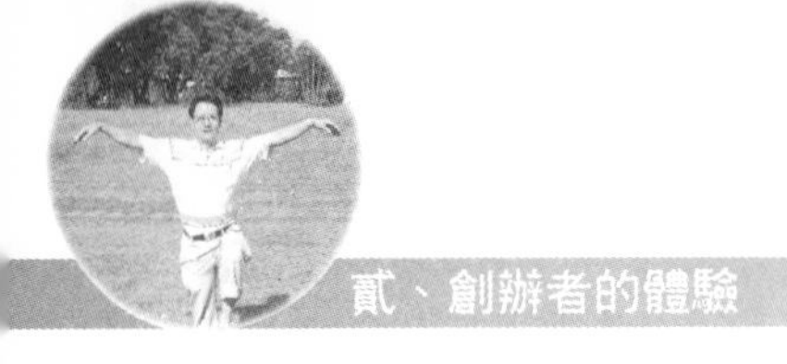

「色」蘊空。至於精神上，受、想、行、識則需要更深層的熔化。腹腔的清理，增加人體潛能，使人有能力，有信心，而成賢能。胸腔的清理，讓人胸襟開闊，有容人雅量，沒有覺受的痛苦，故可以得解脫。臚腔的清理，五臟所生元氣自然上朝供應五官，五官元氣充足，反應靈敏，應物無礙，故為聰明。再上層，五氣滿頂，自然智慧大開，則有正知正見，可以度人濟事。

剛才談到臚腔的清理，因腦袋中排出很多的眼屎、鼻涕後，漸覺頭上七孔通暢，從此消除了健忘、愛睡、眼睛昏花的毛病，記憶力恢復，甚至比20年前還好。因此對事物觀察，漸入細微而客觀、深入，能掌握重點。必然意識表達，也就明確具體。從此比較能感應周遭事物之變動，體會到環境之美，體會人情的溫暖，甚至達到人心深處，這就是化境的功夫。所以開發智慧如果沒有啓動靈熱，怎能化掉陰魔障礙。

在臚腔內實際有一些有形體內污穢外，還有無形的意識污穢的積聚，禪修中，常提到會有魔障現前。何謂魔障？就是無明的意識產生的心理障礙，經過修鍊，它會化成夢境、幻覺、幻聽、幻景，有往事、有夢想，有喜樂、有恐怖……一一出現而後消滅，依禪修的深淺而漸至清淨，這是改變意識型態的方法，使思維有序化，而改變基因之排列組合。

體內污穢排除之後，其氣血在經絡流動狀況，可以感覺到越來越明顯，參證中醫及經絡學說都相似，實在很佩服古人，幾千年前就把經絡做了詳細記錄和分析，在宗教中常提的「內明」，好像很高很高的境界，不就是如此嗎？

消除魔障說得輕鬆，如果沒有明師護法，可能會被操的雞犬不寧，而且不易進步，或有退轉之可能。尤其在家修行的人，想無師自通，難。因爲這期間，不僅潛在的貪戀心、瞋恨心、嫉妒心、愚痴無明衝動的心所產生的行爲，就是修行的障礙，會在內心裡產生一場戰爭，身體是戰場，會受到摧毀、再重建的辛苦，所謂經過「大死一場」。這不僅是健康問題，而是整個生命的關係。不僅是遺傳問題，而有關輪迴優生的關係。所以它是「生命重建工程」。雖然功法隱藏在宗教中，但是卻是科學的。

在密宗的成就過程，產生靈熱是基礎靈熱成就之後，尙有幻觀成就、夢中成就，然後達到清淨的法身境界。這是一段艱難過程，不過如有明師隨時護持指明，那不用疑慮恐懼，而是可喜可賀之境，過程雖苦而樂在心中。

一般講經說法者，大量闡述佛理，很少論修法，即使在書中論及七輪的頂輪，稱千瓣蓮花開的成就，已經算是寫得很深奧的了，就沒有再寫下去，實際上到頂輪之後才入化境，它是一個大的轉折點，這是清洗六根的開始，修心就在修除我執和法執，這兩執很費功夫的，所以被稱爲黑關和牢關，越難栽培的花最漂亮，開花就有見果機會，入了化境，淨光成就在望，過程再苦亦樂於堅持，不易退轉，到此古人總是喜歡隱居於山林。

由以上種種現象，我們雖未達極處，但可體會到，古人所傳練功的方法是具有各種保健、延緩老化、開發智慧的過程，皆非虛言。今以此鍛鍊養生，預防癌症，不管練到哪一階段，都有其階段性的成果，不就是一種好方法嗎？

在前面曾提到佛、道修法各有所長，實際上佛、道兩家在人間渡人濟世上方法有別，一般初入佛、道之門者，常為自抬地位，成門戶之見。這是不太完美的，其實在禪宗的公案，佛經的解釋，都常用道家之理解釋。而道門在宋代之後，也都主張儒、釋、道三教圓融。眞正修持目標，釋曰：「回歸宇宙本體。」道曰：「反璞歸眞，回歸自然，與道合眞。」，這不都一樣的目標，而名詞各異而已。

眞正的佛、道兩家修法都有很多竅門很難突破的，入門之法不很具體難摸索，不過在命功上道家描述較多，容易找到突破點。在性功上佛家寫的比較詳細。因此取長用優而得捷徑。

吾初入門即從鍛鍊元神開始，此乃呂祖的，有九轉功法。具體實在，不至玄虛，健身除病效果明顯。

再入「心中之心」法，傳自近代名僧太虛大師裔傳予正果法師，再直授吾師聖智上師。

「心中之心」法，有四乘「心中之心，密中之密，法中之法，玄中之玄」，這是蓮花生大士之伏藏，吾師聖智

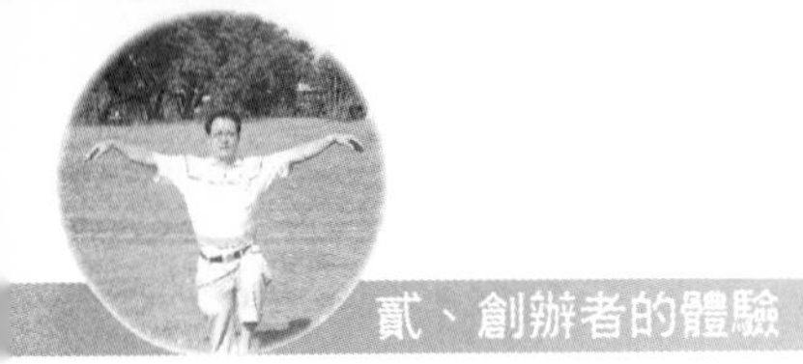

上師證得，尚少人得此無上功德。

以上二法皆是名門正派，並講究傳承，尊重聖哲，在此特別感謝各祖師們，在明示、暗導中不吝指導，讓我成長。

實際上密宗修命的方法與道家相近，在家修行，一要顧家不能全心，若年紀已高必須補虧。無法像他們從七、八歲就修起，在寺中出家專業修行，所以由道家方法入手容易有成，這只是我個人的經驗，僅供參考。取長用優，何必有門戶之見。

參、氣功防癌保健法

人體生命的延續是靠外界能量不斷的補充，補充的方法最重要的是呼吸和飲食，負責呼吸和飲食的運作是臟腑，而臟腑的運作動力就是「眞氣」。

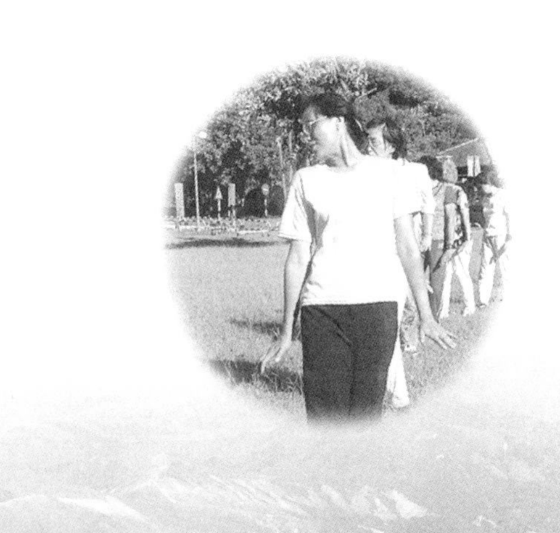

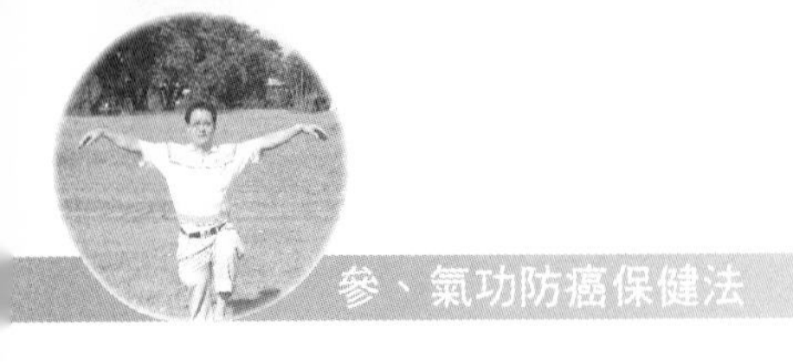

一、什麼是氣功？

㈠氣功中的「氣」

認識氣功，先知「氣」。氣功中的「氣」，古代是這樣寫「炁」，「氣」與「炁」是音同而意不同。「炁」字，上「旡」即「無」字，下面四點代表「火」，火代表能量，「炁」是一種無形的能量。它是指人體的內能，一般稱之爲「眞氣」或「元氣」。不是體外的「空氣」。所以氣功練的是「眞氣」。

㈡「眞氣」是構成萬物的基本物質

在古代哲學中「氣」被認爲是構成萬物的基本物質，即似現代所稱「DNA」或是組成「DNA」的染色體。

《周易・繫辭傳》說：「天地絪緼，萬物化生。」這句話的意思是天、地氣的合和可以產生萬物，萬物是因由「天氣」和「地氣」之和合而產生。

㈢「眞氣」也是構成人體的基本物質

在中醫典籍《黃帝內經》說：「人以天地之氣生，四時之法成。」又說：「天地合氣，命之曰人。」這裡表示人的形成是天、地二氣的和合，非單純的一種氣。

《莊子》說：「人之生，氣之聚也，氣聚則生，氣散則為死。」

《難經》說：「氣者，人之根本也，根絕則莖葉枯矣。」

明朝末年名醫・喻昌在其《大氣論》中說：「唯氣以成形，氣聚則形存，氣散則形亡。」

由上述這些古代哲學觀點看，人也是萬物之一。人和其他動植物一樣，是天氣和地氣和合的產物，這也很符合現代 DNA 由成對染色體組合形成萬物之說法。

㈣「眞氣」是人體健康之度量計

東漢哲學家王充，在《論衡・氣壽篇》說：「若夫強弱壽夭，以百為壽。不至百者，氣自不足也。夫稟氣厚則體強，體強者其命長，稟氣薄則其體弱，體弱者其命短。」

㈤「真氣」是體內生生不息，的活躍物質

據《黃帝內經》說：「氣之不得無行也，如水之流。如日月之行不休。故陰脈榮其臟，陽脈榮其腑，如環之無端，莫知其紀，終而復始，其流溢之氣，內溉臟腑，外濡腠理。」之描述。

真氣的特性是活活潑潑，生生不息，自強不息，運動不居的活躍物質。也就是人體的生命力。

二、「真氣」的功能

㈠「真氣」有推動臟腑運作的功能

大家都知道，人外有軀殼、四肢百骸，內有五臟六腑。但是如何表現生命的存在現象，就是讓這些器官活動起來，而人身不插電，竟能運轉上百年，這個動力哪裡來？

《黃帝內經》說：「氣之不得無行也，如水之流。如日月之行不休。」可見元氣有活活潑潑，生生不息，自強不息，運動不居，日夜不停的特性。這是大自然存在的特

性，因此氣的活潑、運動不居的特性，就是推動五臟六腑的蠕動與氣血循環的原動力。就是體內的「眞氣」。

人無動力，食物不能消化，呼吸不能運作。穢物不能排泄，氣血不能運轉，營養不能施佈而體弱身亡。

人體生命的延續是靠外界能量不斷的補充，補充的方法最重要的是呼吸和飲食，負責呼吸和飲食的運作是臟腑，而臟腑的運作動力就是「眞氣」。

故「眞氣消耗殆盡，人就死亡」，「眞氣不足」人就生病。因眞氣不足體力虛弱，容易感冒、生病。「眞氣不足」腸胃不易蠕動，食物滯納在腸胃中，不能消化。營養不能吸收，渣滓無力排泄，造成嚴重的疾病。「眞氣不足」推動血流不力而淤積，即所謂「氣滯則血淤」，形成高血壓、脹痛、結塊、成瘤、成癌等症。

㈡「眞氣」是預防疾病的免疫力

在《黃帝內經・素問・生氣通天論》說：「陽氣者，若天與日，失其所，則折壽而不彰。故天運當以日光明。是故陽因而上，衛外者也。」

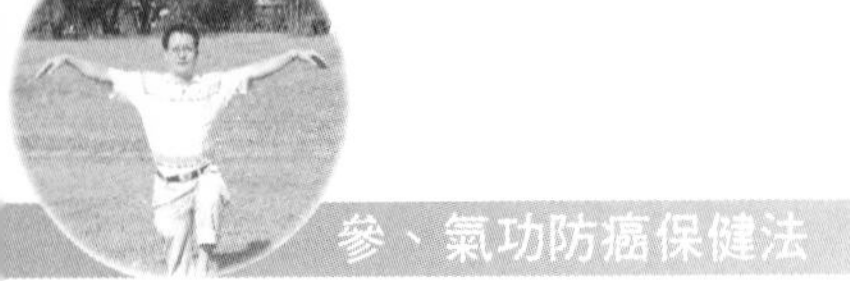

東漢哲學家・王充認爲：「稟氣厚則體強，體強者其命長，稟氣薄則其體弱，體弱者其命短。」

由上兩則說明「氣」是保命的基本物質，是身體外圍的保護層，避免邪氣外侵生病的免疫功能。所以《黃帝內經》說：「邪之所湊，其氣必虛。」其意，氣虛的人，容易受外邪感染致病。

所謂：「上醫治未病，俗醫治已病。」處理疾病的最好辦法是預防，其次才是治療。可惜在目前以拼經濟爲導向的醫院制度下，皆以治療爲主軸，練功就是預防疾病之最佳方法，但是一不心還會被醫政單位干擾。

㈢「眞氣」有維持體溫的功能

中醫《難經・二十二難》說：「氣主煦之。」意思是氣的主要功能之一是溫煦人體，人的身體能常保持３６℃，是因眞氣遍佈體內，溫分肉、熏肓膜、散於胸腹、循環皮膚之間。四肢、百骸、臟腑、經絡等組織都在氣的溫煦下，而進行正常生理活動。因爲「血得溫則行，得寒而凝」。血行才能營養全身。所以有氣的溫煦，才能維持生

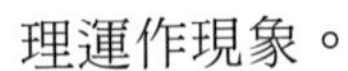
理運作現象。

㈣「眞氣」有控制排泄的固攝功能

人體組織有氣態、液態、固態，其代謝功能如果不能控制，就會無故的流失。例如氣體的出入呼吸功能，液體的血液、津液、汗液、尿液、精液的分泌與排泄功能，固體的糞便、頭皮、皮膚污垢等排放及更新功能，均有適度的調節，這個調節功能稱之固攝功能。這個固攝功能就是「氣」的作用。

如果陽氣不足，固攝功能失調則呼吸不暢而鼻塞，津液失調則口乾舌燥，汗液失調則盜汗，精液失調則遺精，尿液失調則浮腫、淋漓、尿失禁等，直腸無力則非便秘即便溏（拉稀）等症。

㈤「眞氣」的「氣化」功能

氣化功能在用氣上是一個很重要的步驟，人體有兩種物質，陰和陽，陰和陽是對立的，陰和陽又是互相轉換的，從陽轉陰是凝聚過程，氣化成形也。從陰轉陽的轉化過程，是「形」化爲「能」的蒸發過程。人體中有形質的組織叫「形體」，是肉眼可見的實體現象。其性屬陰，所以說：「陰成形者也。」如四肢、百骸、五臟、六腑、筋經、骨髓、血液、津液、精液等。

無形的組合叫「氣」。氣是流動的能量，是肉眼看不見的物質，其性屬陽，故說：「陽成氣者也。」一般稱爲陽氣。如熱量、能量、熱力、拉力、壓力、熔解力等，是一種無形的存在。

生命就在陽轉陰而成形，叫做「氣聚則形成」，陽轉陰是陽氣的「凝聚」。就如空中的雲霧凝聚而成雲、成霧、成露、成雨，爲雪、爲冰而有形。由陰轉爲陽則需要「氣化」。氣化是有形的固體或液體經蒸騰而細化爲「氣體」。如海水、湖水、河水經地氣熏蒸而成霧、成雲飄浮空中。

在人身中最主要的是「氣化水穀」，水穀就是食物，食物要施佈於身必先氣化，所以《黃帝內經・靈樞・營衛生會篇》說：「人受氣於穀，穀入於胃，以傳與肺，五臟六腑，皆以受氣，其清者爲營，濁者爲衛，營在脈中，衛在脈外，營週不休，五十度而復大會，陰陽相貫，如環無端，衛氣行於陰二十五度，行於陽二十五度，分爲晝夜，故氣至陽而起，至陰而止。」在練功中要求氣沉丹田，就是集中能量在下以蒸騰水、津、液等氣化上升，發揮營衛功能。也是氣化功能。

㈥「眞氣」有使五官的修明，靈活肢體的功能

肢體的靈活要靠五官的靈敏反應，所謂眼明手快，就是五官的反應引導手腳的動作。

五官就是眼、耳、鼻、舌、身，是人身上的五種感受器官，五官運作能力是「眞氣」的作用。

在中國古醫典《黃帝內經》中說：「天飼人以五氣，地飼人以五味。五氣入鼻，藏於心肺，上使五色修明，音能彰。五味入口，藏於脾胃，味有所生，以養五氣，氣和而生，津液相成，神乃自生。」

這一段說明：「五音能夠彰顯，五色能夠明辨。」需要五氣運作，五味的滋養。所以眞氣是體內能量流，是肢體活動的支撐物，也是讓五官產生功能的能源。

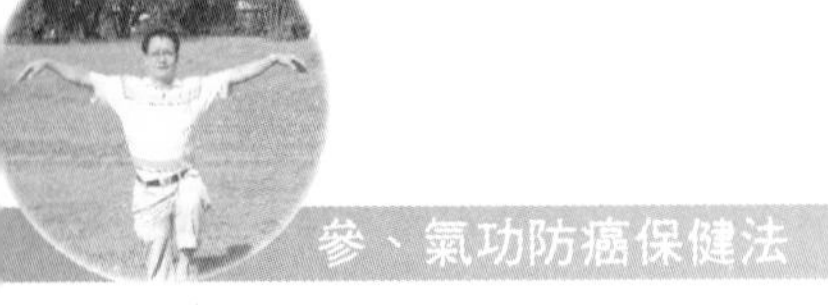

在練功中要求「五氣朝元」，實際上就是要將五臟所化生，五行之氣上供至五官，並且滋養五官，喚使五官產生功能，明辨環境，表達心意，順應環境做適當反應。五官反應的優劣，就是聰明才智的表現。

因此眞氣之盛衰關係到智能開發。氣功的開發智力，不是憑空說說而已，是有科學根據的。

在練功之後體驗，當五氣明顯上升頭部後，自然耳聰目明，聲帶漸開，神志清楚，觀察事物入微，聲音宏亮清晰，意念表達明確，是謂聰明。

㈦「眞氣」有開發智慧的功能

智力和智慧有些不同，智力是感官的反應，智慧是自然存在的靈性直覺。人之靈性本自具足，唯因自私的偏見、固執的無明所籠罩，障礙了它本來的面目，「眞氣」的氣化功能，就有掃除無明障礙的作用。開發智力，必須供應足夠的能量。開發智慧必須旺盛的能量淨化障礙。

練功中，所謂「焚身」者，所謂「化境」者，即是利用具有溫煦功能、氣化功能及流動不居的功能，而行日夜不停，生生不息的旺盛能量，熔化穢物而排除。

三、氣功與防癌

中國醫學認爲：「百病皆生之於氣。」《黃帝內經》上說：「余知百病皆生之於氣也。怒則氣上，喜則氣緩，悲則氣消，恐則氣下，寒則氣收，熱則氣泄，驚則氣亂，勞則氣耗，思則氣結。」以上說明了情緒和環境的變化，影響氣機的變化，並且氣機變化與病理息息相關。

這個看法與李豐醫師觀察癌症的形成相近，她認爲：「癌症的形成，大都經過長期的精神壓抑，以及強烈的打擊而來的。」

因此斷癌之病根，先調氣機，調理氣機先穩定情緒是必要的。

《黃帝內經・陰陽應象大論》說：「陽化氣，陰成形。」名醫張景岳說：「陽動而散，故化氣。陰靜而凝，故成形」。由以上的陰陽變化來說，正說明屬腫瘤科的癌症，是因平時運動量不足，使得氣機「因長期的沉靜而凝結，形成有形有象的瘤」。對應的辦法是多運動以疏散凝

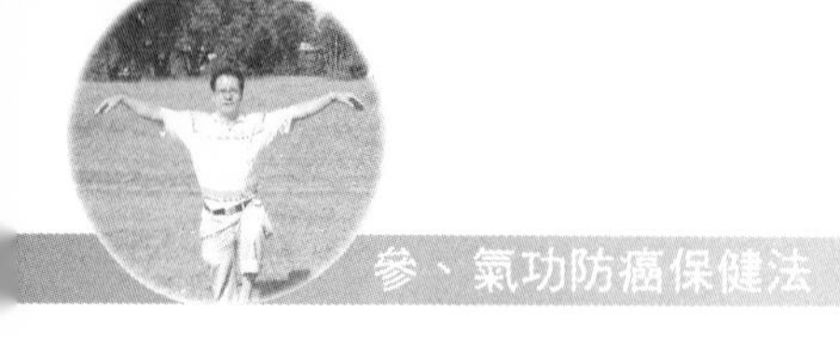

聚的癌。

氣功防癌保健法，就是針對此理論而編製的行步、站功結合的功法。動靜相兼是穩定情緒的好方法。

四、氣功與保健

《黃帝內經》認為：「百病皆生之於氣。」氣的疾病叫氣機失調。大致可分為實證和虛證，實者邪氣過剩之意，虛者正氣不足也。

氣功治病叫「調理氣機」。調氣的方法，《黃帝內經》說：「調氣之方，必別陰陽。」又說：「調其氣，使其平也。」又說：「寒者熱之，熱者寒之，……可使氣和，可使必已。」以上指出調理氣機之原則，首先是分辨氣機的陰與陽，寒熱、燥濕、水火，何者失調？調理的方法，即是調至陰與陽平衡。

㈠氣實

氣實是邪氣的過剩脹滿叫實證，產生的疾病有：

1.**氣逆**：反胃逆行，有將嘔吐的氣逆現象。

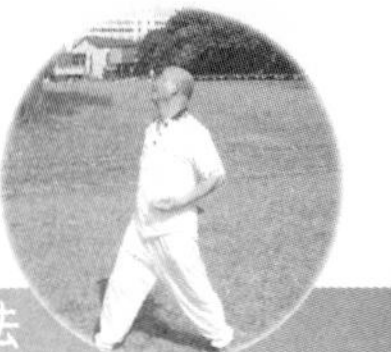

2.**氣結**：氣機積聚，脹氣不消的氣結現象。

3.**氣鬱**：氣機鬱悶胸中的氣鬱現象。

4.**氣滯血淤**：因情緒和氣溫變化，氣流遲緩，因氣爲血帥，氣是帶動血液流動的動力，氣之不暢，而致血液淤積成塊，成氣滯血淤現象。

調理的方法：宣氣、鎮氣、行氣、破氣等方法。氣功的運動就是要達到這些功能。

㈡氣虛

氣虛是正氣的不足叫虛證，產生的疾病有：

1.**氣虛**：無力、懶的動、懶的做、感覺處處都是壓力、食慾不振、經常感冒等。

2.**氣陷**：即中氣下陷，清陽不升，飧泄不止，甚則脫肛、疝氣、陰挺、呼吸困難、小便失禁。

3.**氣脫**：即氣虛之嚴重者，如久病垂危、剛開過刀、剛做過化療、熬夜過度、臉色蒼白、面目發黑、視物昏花、冷汗直出、呼吸困難、呼吸微淺、喘息困難、猝然昏倒。

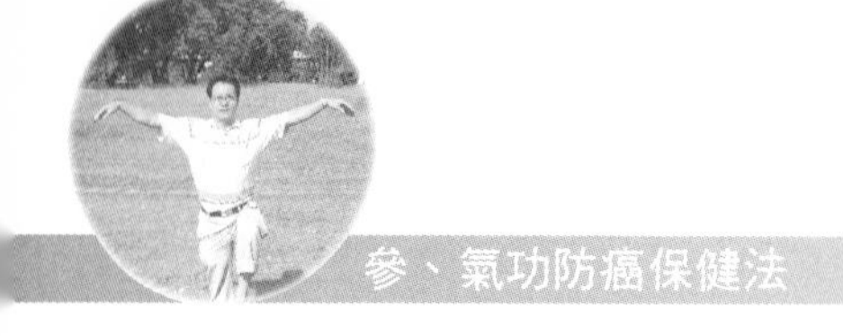

調理的方法：固氣、斂氣、納氣、提氣等益氣方法。練功運動，動則生氣，有氣才能固氣、斂氣、納氣、提氣。

五、氣功的治病方法

氣功的治病方法大致可分四大類：

㈠自控療法

自控療法就是自我鍛鍊，產生內分泌，增加免疫力的功能，是從內在自我產生能量的方法，同時具有搖動筋骨，疏通經絡，排除病氣功能，是人人可做，不依賴他人，最基本有效方法。

㈡經絡療法

即一般民間常用的疏通經絡方法，經絡疏通，氣血運轉就順暢，可排除病氣，如推拿、按摩、針炙、拔罐、拍打、刮痧等皆是，這些治療淺層之病頗具效果。

㈢元氣療法

是氣功大師發功，爲身體虛弱者快速補充體力，如久病體虛、開刀手術、剛作化療之後，或經常感冒、食慾不振、胸復脹氣等有立竿見影之效。所以說：「藥補不如食補，食補不如氣補。」氣補唯一缺點是眞正氣功師難培養，需要有因緣、有條件，才能登堂入室，之後還要有十多年的功夫磨練。並不是原來學點拳術或學點動功、靜坐，就能自跨氣功大師爲人治病。

如果沒有內練成就，運用天地靈氣，僅把自己有限的內氣逼迫出來送給人家。雖也有一些效果，但這種「生命力」輸出，是不顧自己生命的輸出，這是危險的。實在可惜，吾在10幾年中，也曾看過兩岸4位掌門人，因發氣治病過多50多歲就歸天矣。難怪吾元神功，王極峰師祖，五台山名師也，圓寂前一再的叮嚀，要惜氣，沒有完成內功之前勿發氣，這是慈悲的關懷。在此特別提出，僅以英雄相惜之心，如有同道看到此書，自己斟酌珍惜生命。當然氣功師還沒認證制度，難免良莠不齊。

㈣元神療法

由內修成就者以無形的意念神光發射，它是不可見光，主要化解信息的病狀，尤其是頑固的業障病。意念含有能量，功夫越高能量越集中，所以在電視常看到表演，

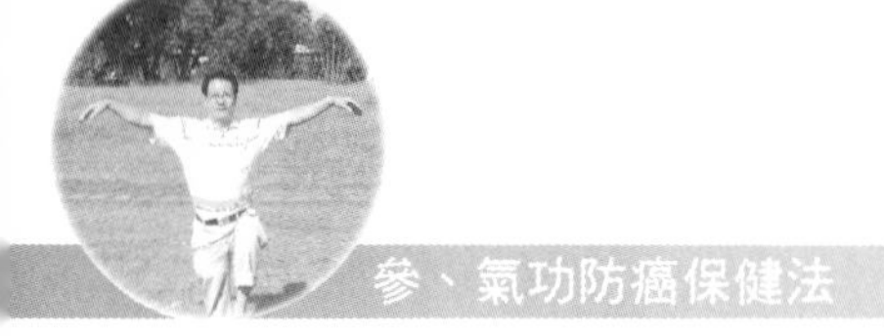

以念力折彎金屬的鏡頭。另外在大陸醫學單位曾經做過意念消滅病菌的試驗，得到滿意的成果。特別是做選擇性的消滅癌細胞的實驗，那是把癌細胞和紅血球一起放入玻璃罐內封好，再請氣功師意念發氣，意念消滅癌細胞，保留紅血球，結果如願以償。我們沒有機會做如此科學的試驗，但曾經有人因化療後非常痛苦下，幾分鐘的意念發功，病人立刻滿身大汗，而覺非常舒服，一再要求隔日再做一次，事後他安全度過化療期，現在生活正常。我們不敢確定氣功能治好所有癌症，因爲神仙亦難救無命客，但減少病人痛苦是絕對的，這也是給病人一項溫暖和尊重。

這個方法是需要高強度的意念力，受功者對施功者信心越大效果越好，這是因兩者念力合發力量大。有時還眞不可思議。

以上是氣功的治病，雖未達科學性的正式肯定，但它的存在現象叫氣功科學。另有一種叫科學氣功，就用科學的設備聚集天地能量後發射入人體，增加人體能量，推動腸胃蠕動，強化腸胃吸收和排放功能，並加強血液循環。使厭食而體虛，因體虛而多病者恢復健康。使血壓過高或過低者得到平衡。這部分我們已有一些經驗，正在發展中。

肆、氣功防癌保健法之原理

經脈是全身營養滋潤和代謝的管道，營養不良，經絡空虛，身體就虛弱，身體虛弱就易受外界的感染。

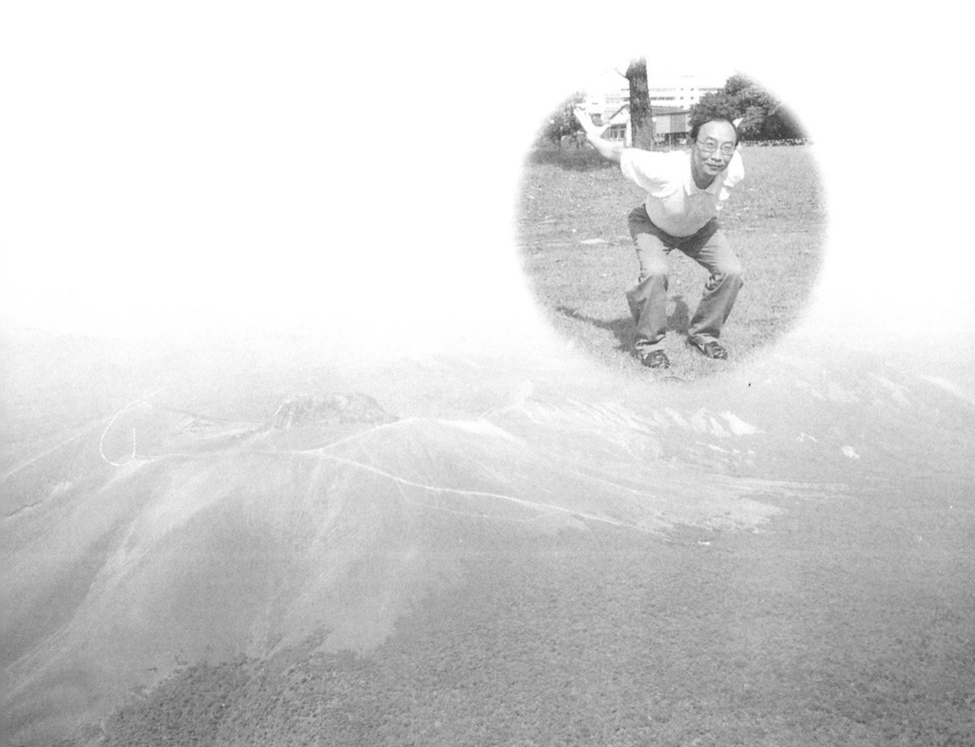

「氣功防癌保健法」主要是自控療法。自己鍛鍊。此功是般若禪功創辦人陳紹寬，在20多年修鍊中，獲得內視之成就後，由內視體驗到經絡之實相，悟得身心一元的道理，以動靜相兼的練法編製。其編製原理如下：

一、強調在曦陽下練功原理

「曦陽」是早晨的太陽，在曦陽下練功的原理：

㈠早起練功就是改變「懶惰」的生活習慣。

㈡再者設計在曦陽下練功，是讓人走出密閉式空間，吸收自然的陽光和空氣。

㈢陽光有最好的消毒功能，因此經過陽光曝曬的衣物、被褥，穿蓋都特別舒服。

㈣人體需要很多太陽的能量，特別是維生素D。

㈤早晨的草木經光合作用能散發更多的氧氣，多吸增強人體生命力。對長年在密閉空調生活的人，提供了良好的保健養生條件。對早期癌症者，多一項康復的機會。

吾元神功的師父，常用特異功能神眼掃瞄，爲人治病，特別喜歡在陽光下治療，提高效能。

二、依多吸少呼儲氧原理

根醫學報導：「癌菌是一種厭氧病菌。」本功以「吸氣兩次呼氣一次」，「吸——吸——呼」的調息法鍛鍊，因此儲蓄豐富氧氣以抑制癌細胞的發展。

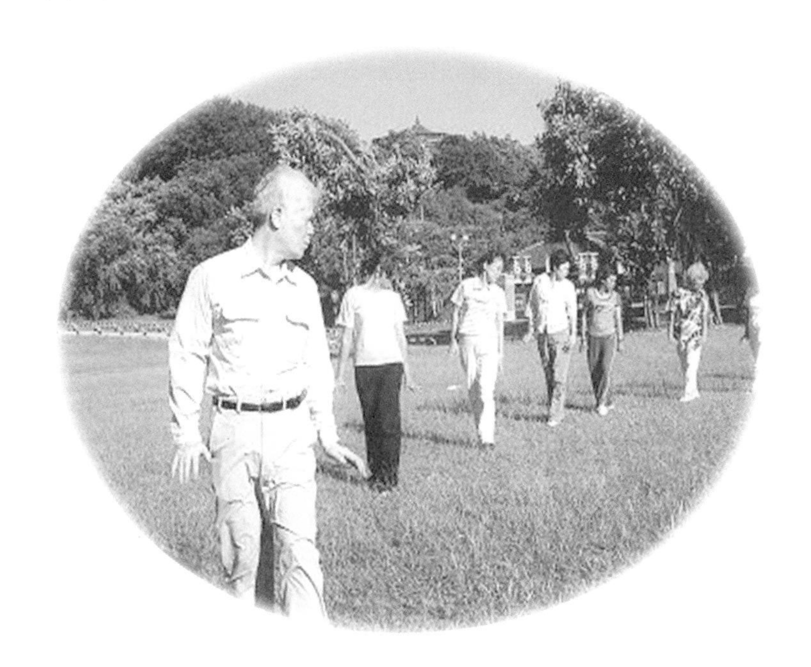

據李豐醫師研究實驗，在瓶中的癌細胞，加入氧氣時癌細胞呈現萎縮狀態，如加入二氧化碳則呈現活潑成長。又據防癌經驗豐富的「郭林氣功」說：「充足的氧氣，有抑制癌細胞活動的功能。」

再者，據另一項科學研究報告，增加體內儲氧量，可讓體內蛋白質完全燃燒，增加體能。蛋白質的完全燃燒與不完全燃燒，其功能差幾十倍之多。對長期流失蛋白質的糖尿病患者等，練功是一項福音。以前在本班訓練中，有幾位洗腎患者，勤練功都有很大助益。

三、依疏通經絡排除病氣原理

「氣功防癌保健法」功中的肢體動作，是依經絡的走向而導引的，做上下開合之動作，以達疏通經絡，運轉氣血之功能。研究不一樣的動作牽引不同經絡，產生不同效果。因此氣功無固定套路，並可針對病況編功。這是與練拳術不同的地方。

氣功的搖動筋骨是疏通經絡、暢通氣血的最佳方法。暢通氣血就是「活血化淤」，預防氣血滯淤、積聚，而成瘤、成癌的疏導方法。

按氣功理論而言：「運動肢體，導引氣血，有疏通氣血，運行氣血之功能。有滋潤肌膚之作用，而具美容效果。」氣血運行順暢，自然有排除病氣之功能。

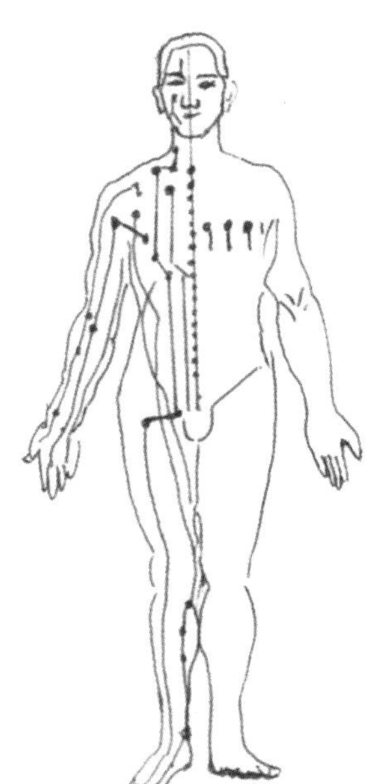

人體有十二條主要經脈叫十二正經，及八條比較特殊的重要經脈叫奇經八脈。臟腑與臟腑之間，臟腑與肢體之間，不規則的聯繫叫絡脈。絡脈亦可視爲經脈之分支，從絡脈再分支的細脈稱爲孫絡。由孫絡再分支，滲透筋肉、表皮的微細絡脈叫浮絡。

經脈是全身營養滋潤和代謝的管道，營養不良，經絡空虛，身體就虛弱，身體虛弱就易受外界的感染。營養過剩和飲食偏剩，生活習慣不良，觀念思維執著，都會造成經絡的堵塞，長久的累積，往往就是致癌的起因，所以治療癌症，排除障礙，根除其因，是很重要的。

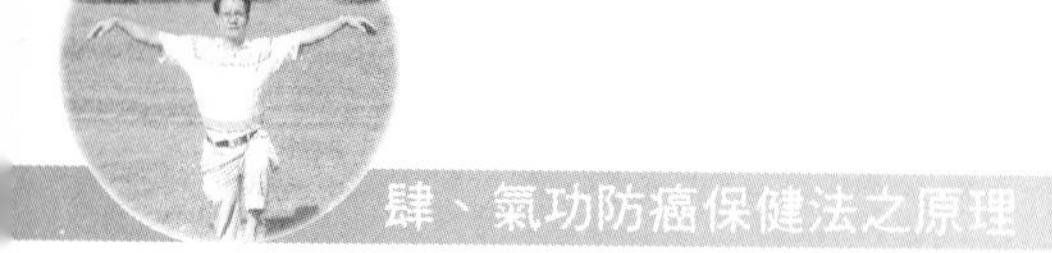

當我們從內視感知氣血在經絡的流動時，讓我們悟到氣功的肢體運動的作用，不同動作牽動不同經絡，不同經絡牽動不同臟腑，而治不同之病。因此瞭解要牽動哪個經絡，該做那些動作，即可針對病況設計功法。

四、強化內臟運作的原理

「氣功防癌保健法」整套功法及每一個動作，都依經絡的走向安排，牽動內臟與筋骨肉皮，牽動內臟即強化內臟的運作功能，內臟的運作就是產生內分泌，增強體能，提高免疫效能。

五、依動靜相兼功法，調理情緒的原理

「氣功防癌保健法」動作間特別重視入靜調理思維，有助情緒的穩定。整套功法中是採「動中有靜，靜中有動」的練法，易理有言：「無極而太極，太極動而生陽，動極而靜，靜而生陰。」故動生元氣，靜調氣血。氣血平衡，消除內在致病因素，情緒穩定，有不可思議的效果。

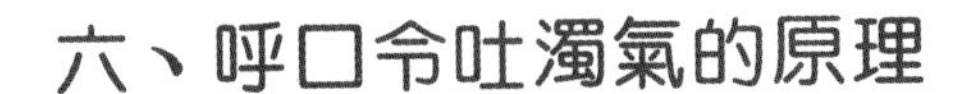

六、呼口令吐濁氣的原理

「氣功防癌保健法」動作中必須喊口令，一則身心一元，專心練功，再則有吐濁氣、解除鬱悶之功能。練起來活絡有趣。

七、定期的查功的原理

「氣功防癌保健法」，在練功中，老師常以敏銳的洞察力，感知心靈的病根，以助學員除因治果爲重點。在功法上做些調整，以及生活和飲食上的輔導，提高功效。可以縮短練功時間，讓學員學的輕鬆、快速。

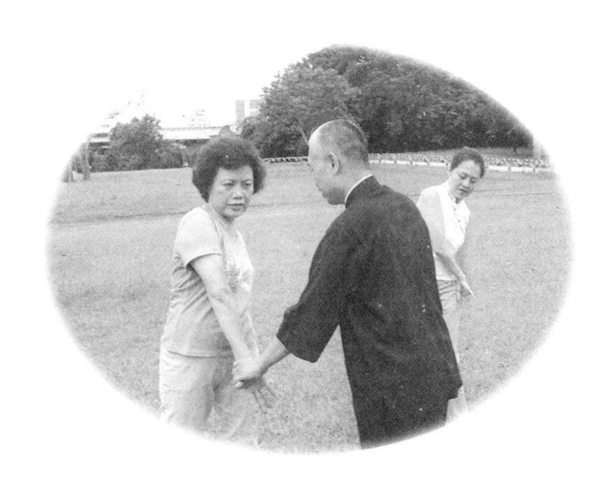

伍、氣功防癌保健功法

氣功防癌不是藥物治療，絕無副作用，因此人人皆可練。再者，搖動筋骨，牽動臟腑，使臟腑運作正常，有提高內分泌，增加免疫力的功能。

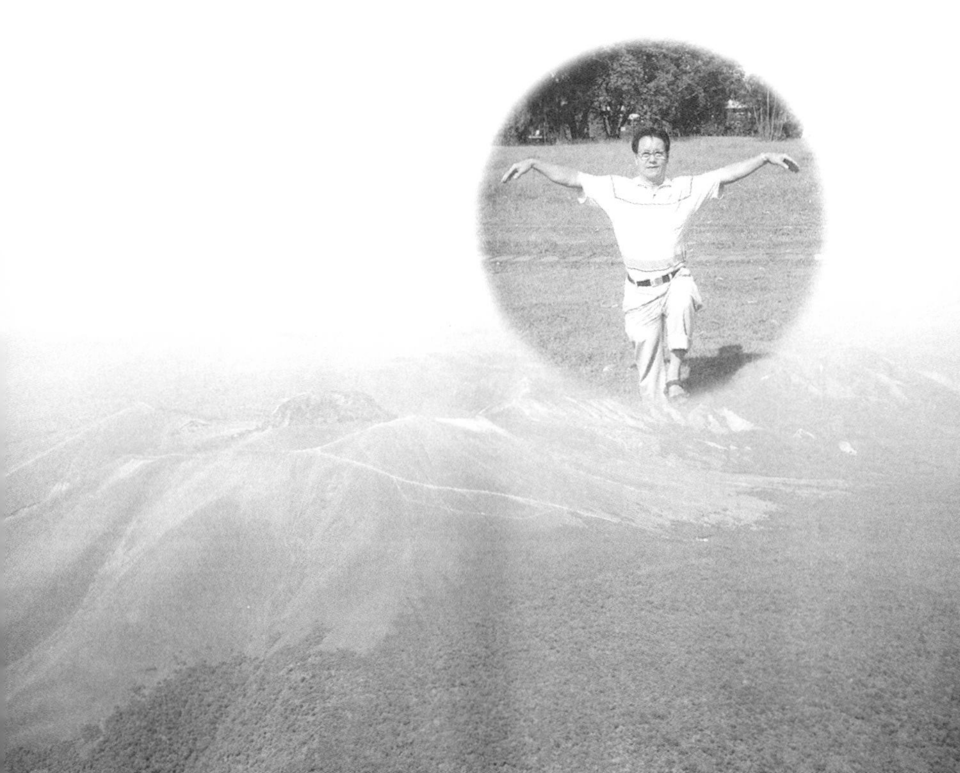

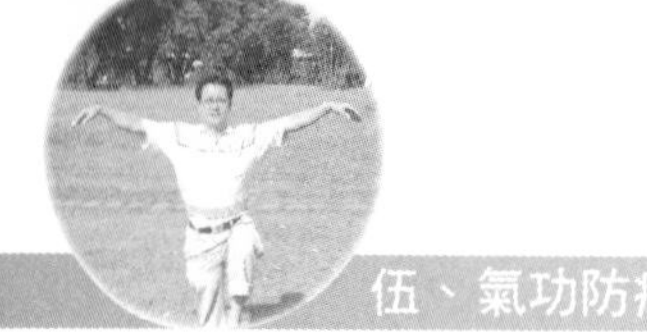

練功的方式有：行功、站功、坐功、臥功等四種方式。練功的方法有：調身、調息、調心三大方法。

氣功防癌保健法，亦稱般若行功，是以行走方式練功，並兼有站禪的靜修功夫，它是動靜相兼的功法。

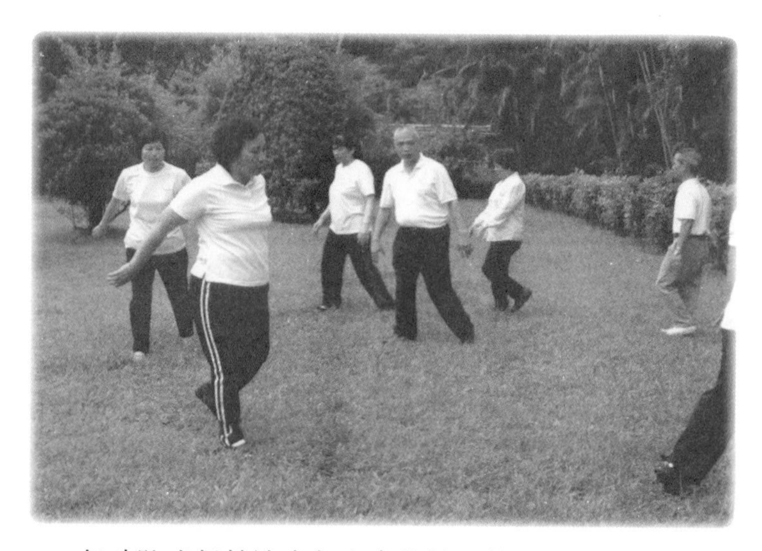

氣功防癌保健法多年來在學校、社區、團體、禪院，以及個別的教學中得到實驗，一般人僅要每天鍛鍊，一個月後，身體就會有明顯的感受變化，增強免疫功能。三個月身上的一些毛病就逐漸消失。以此功法天天鍛鍊，對防癌保健有積極之效。就一般人練也是很好的運動，個人可

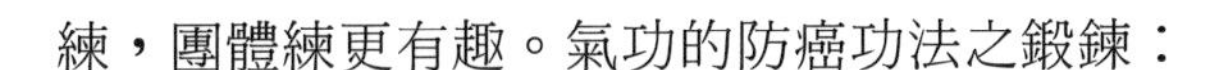

練，團體練更有趣。氣功的防癌功法之鍛鍊：

首先是運動肢體，經通絡疏，是如大禹治水以疏導的方法，排除將形成的氣血、痰飲堵塞之障礙，它是形成癌症的先期徵兆。氣功防癌不是藥物治療，絕無副作用，因此人人皆可練。再者，搖動筋骨，牽動臟腑，使臟腑運作正常，有提高內分泌，增加免疫力的功能，而抑制癌細胞的活動，是防癌的重要工作。也是平時維持健康，延緩老化之方法。

三者，氣功的動靜相兼，動則生陽，靜是調理思維有序化的功夫，即是改變紊亂的思維意識，穩定情緒的方法，練得深層，可轉換個性，因此改變DNA基因的組合，是轉變業力，改善命運的關鍵。

一、氣功防癌保健的功法演練

㈠合掌寧心收元神

合掌是讓五氣歸元的基本功夫。

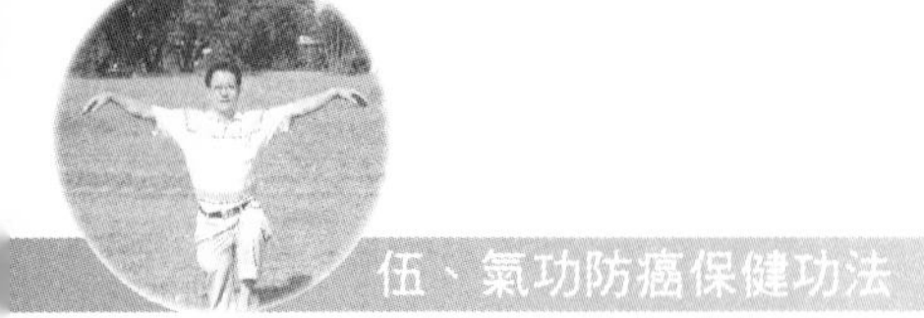

「寧心」是因人的外務太多，耗散心神而不能寧靜，感到壓力而痛苦，合掌寧心是集中心神，讓心神安定下來，心神安定就容易滿足而快樂。

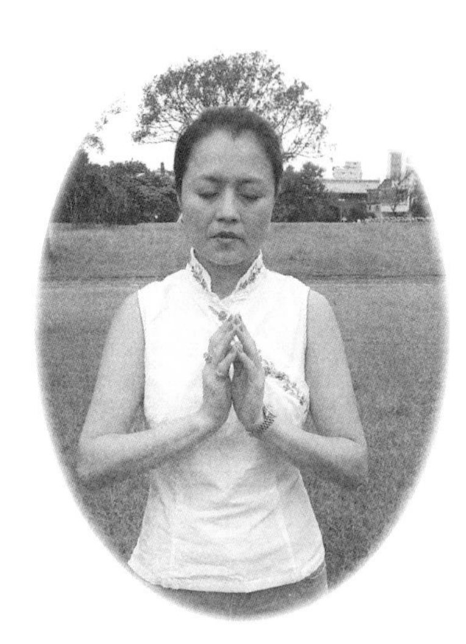

「收元神」，即是收回元氣的方法，古說：「神返身中，氣自回。」實際上是氣本隨意而行，意者心之思也。氣功界常說：「意到則氣至。」反過來說：「意散則氣游。」氣游不定難成事，何況保身健體。神靜氣旺，但一般人因生活的奔波，欲望的需索而耗散心神，心神外施者，心在外游，身亦跟隨而忙碌不堪，生活不能自在。心不在焉，事辦不好。心神分散，心力不足應物，處處感覺到壓力。心神游盪，心情不穩，覺得煩躁。心神外施，就覺空虛、無聊。一般人不懂如何收回元神，常以外力，聚會、唱歌、旅遊暫時慰藉，但活動一結束，又復空虛、無聊。

所以宗教界常教人合掌恭敬，原來合掌就是有寧心作用，練功收心，收回元神，就是讓五氣歸元，五氣產自五臟，五臟氣足自然運作正常，身體健康，因此合掌寧心是基本功夫。

所以《黃帝內經》說：「神不外施，病安從來？」僅有元神歸體的人，元氣回籠，內在平靜而精氣飽滿，精氣飽滿邪氣無法入浸，平靜的內在才產生眞正的快樂。

合掌寧心的演練，看似容易，實有困難，因爲站三分鐘容易，站三十分鐘困難，站六十分鐘更難，如果沒有老師帶領，難以執行。所以參加集體練功的好處，就是先被逼著練，跟著進度延長時間，漸入習慣，能耐多久，即心神穩定多久，心神穩定越久，收歸元氣越多。

㈡甩手數百血氣通

甩手數百之練法，依本功法之特色吸兩次呼一次的要領，「吸——吸——呼」，多吸少呼之原理，配合甩手的動作， 吸氣，左腳腳尖點地，手微前提。再吸氣，左腳提起，成90度，手提到與肩同高。呼氣，腳落下踩地，同時

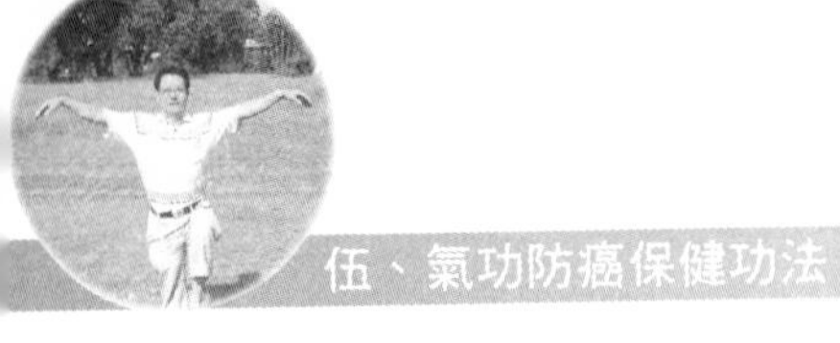

甩手。

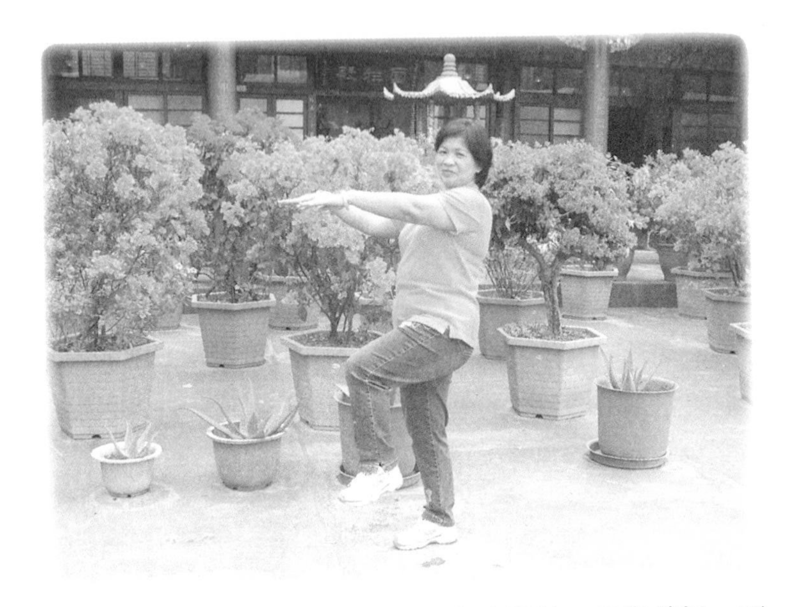

然後再換右腳，吸氣，右腳腳尖點地，手微前提。再吸氣，右腳提起，成90度，手提到與肩同高。呼氣，腳落下踩地，同時甩手。

甩手的用意，手在經絡學中，含有三條陰經、三條陽經，俗稱手三陰手三陽。三陰通心肺，三陽到頭面。預防肺癌、心血管、中風、頭項痛等毛病，多做甩手功。甩手功牽動的內臟有以下六經：

手三陽經

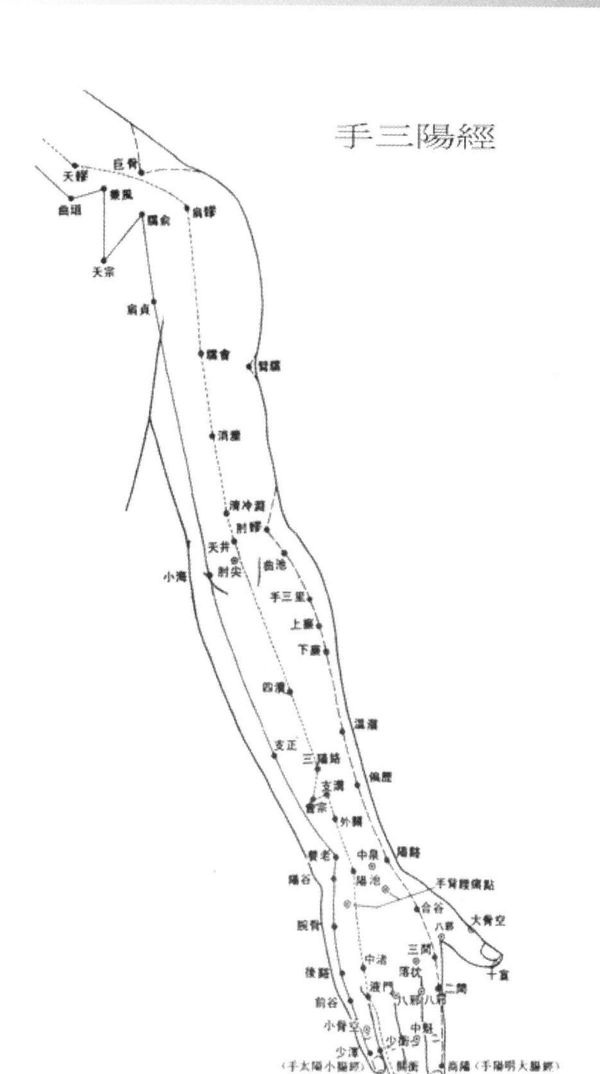

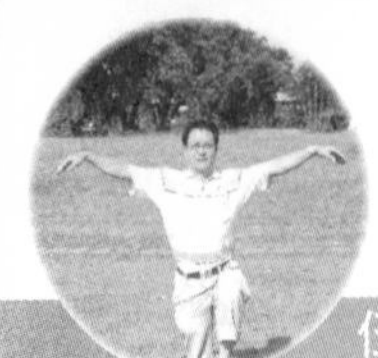

手三陰經

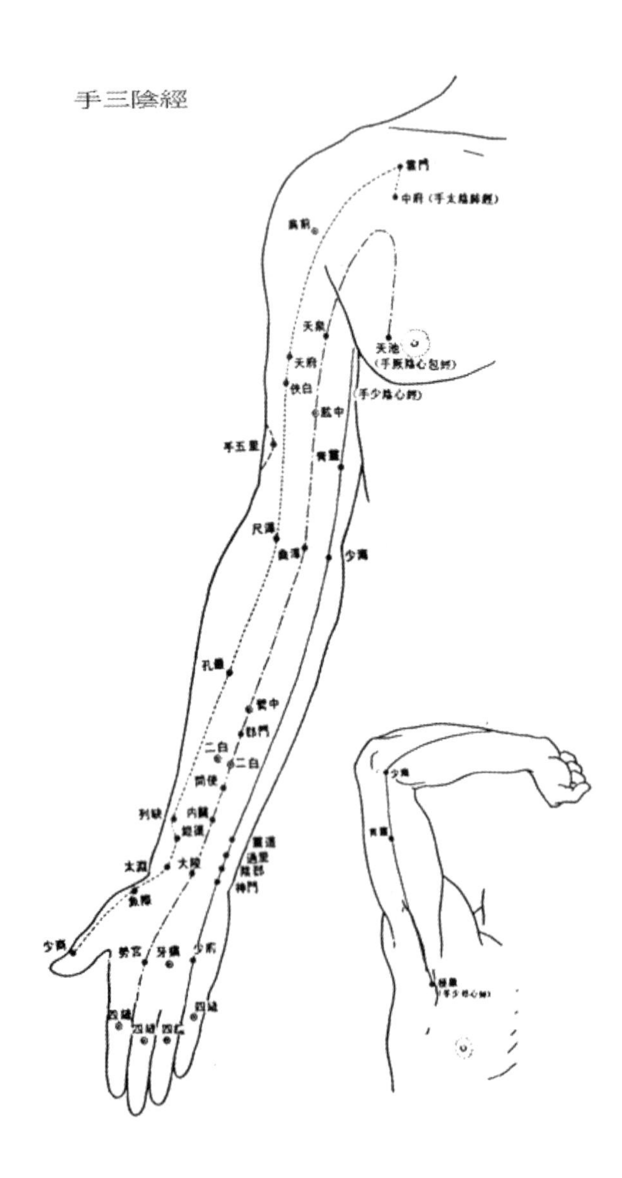
雲門
中府（手太陰肺經）
天泉
天池
（手厥陰心包經）
天府
俠白
（手少陰心經）
青靈
尺澤
曲澤
少海
孔最
郄門
二白
二白
間使
列缺
內關
太淵
大陵
靈道
通里
陰郄
神門
魚際
少商
勞宮
少府
四縫
四縫
四縫

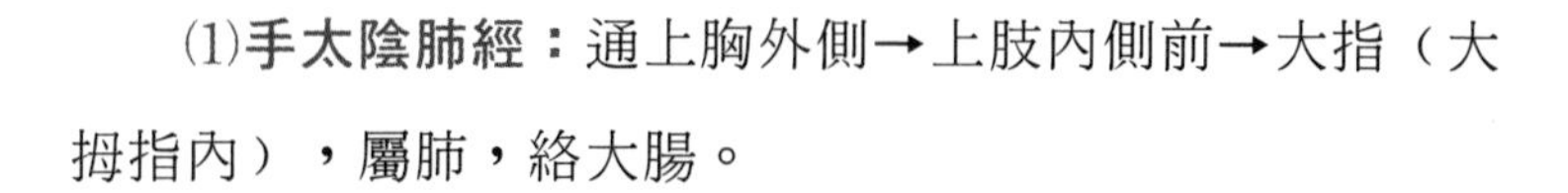

⑴**手太陰肺經：**通上胸外側→上肢內側前→大指（大拇指內），屬肺，絡大腸。

⑵**手陽明大腸經：**通鼻旁←頸←肩前←上肢外側前←次指（食指背），屬大腸，絡肺。

⑶**手厥陰心包經：**通乳旁→上肢內側中→中指，屬心包，絡三焦。

⑷**手少陽三焦經：**通眉梢←耳後←頸←肩後←上肢外側中←無名指。屬三焦，絡心包。

⑸**手少陰心經：**通腋下→上肢內側後→小指，屬心系，絡小腸。

⑹**手太陽小腸經：**通耳前←頸←肩胛←上肢外側後←小指，屬小腸，絡心。

㈢勁風轉柳元氣生

勁風轉柳的動作有四大作用：

⑴**依多吸少呼的原理：**吸兩次呼一次。吸氣，左腳尖點地，手不動，身不動。再吸氣，左腳提起90度，共兩次

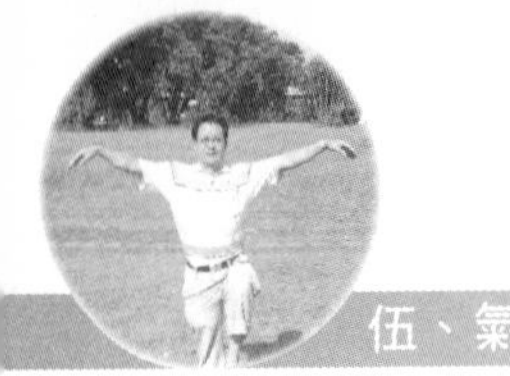

吸氣，然後呼氣，同時左腳踩下，「吸——吸——呼」，並於踩腳同時扭身，翻手臂，轉頭。身向右扭，手向右翻，頭向右轉。

然後換右腳，吸氣，右腳尖點地，手不動，身不動。再吸氣，右腳提起90度，共兩次吸氣，然後呼氣，同時右腳踩下，「吸——吸——呼」，並於踩腳同時扭身，翻手臂，轉頭。身向左扭，手向左翻，頭向左轉。

即是吸氣兩次，呼氣一次，依多吸少呼的原理，使吸入充足的氧保留一些在體內，累積較多的氧氣，可使體內蛋白質完全燃燒，燃燒體內的蛋白質，增加體能。

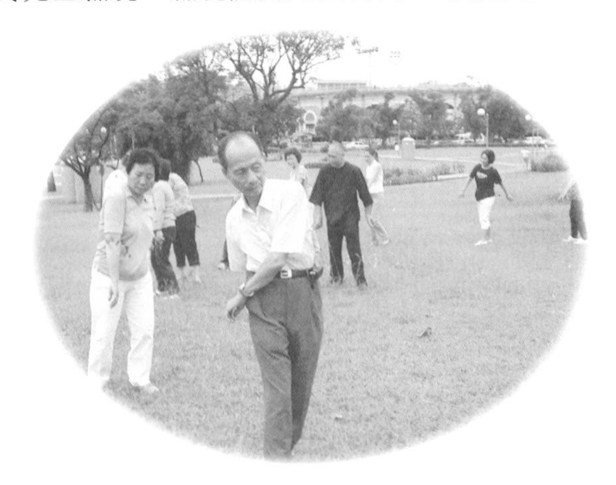

據科學的研究，完全燃燒與不完全燃燒其功能差幾十倍，蛋白質的完全燃燒才能充分發揮新陳代謝功能，排除穢物以免淤積，而達到防癌的效果。

⑵**扭轉全身是牽動背部太陽膀胱經：**牽動經絡就是疏通經絡的阻塞，達到氣血暢通，排除病氣之功能。

體中的結構有二十條重要大經脈作聯繫，即十二條正經和八條奇經。「勁風轉柳主要是扭轉身體背部」，可牽動足太陽膀胱經及其經絡連緊的臟腑膀胱。足太陽膀胱經主幹經脈分佈在腰背第一、二側線及下肢外側後緣，其絡脈、經別與足太陽膀胱經之內外連接，經筋則分佈其外部，而與足膀胱經表裡相對應的是足少陰腎經。

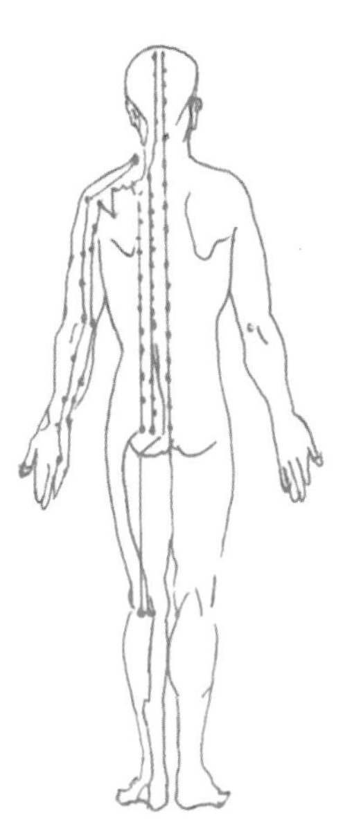

⑶**勁風轉柳其次是扭轉頭部：**頭部主要是牽拉到身側的足少陽膽經及其經絡連緊的臟腑膽。疏通足少陽膽經可解決偏頭痛等問題。

⑷**勁風轉柳第三是扭轉手臂部：**主要是牽拉手太陽小腸經，手太陽小腸經主要分佈在上肢外側後緣，其絡脈、經別與已內外連接，經筋分佈其外部。屬小腸，絡心臟。

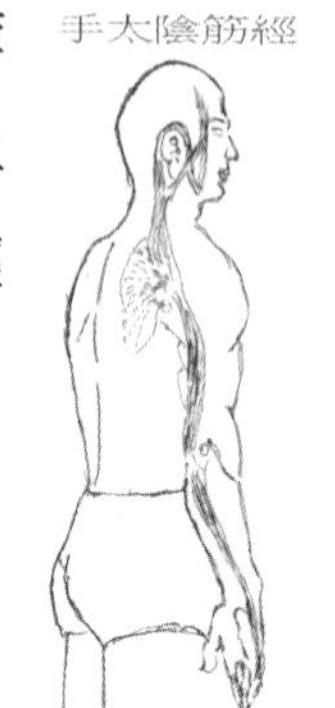

㈣白鶴亮翅心肺通

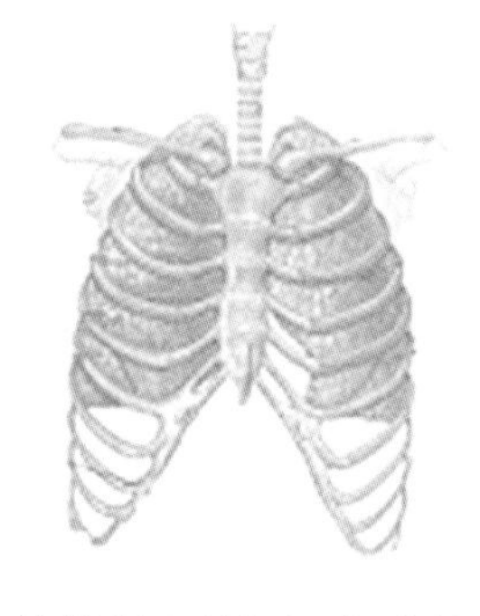

白鶴展翅主要藉由兩手從身體兩側向上舉及放下而牽動肋骨，展開肺部的活動，經過多次牽動，慢慢可以把堵塞在肺胞內穢物，如痰液等穢物排出體外，增加張縮功能，恢復原有的肺活量，並增強壓縮心臟功能，同時牽動心肺兩臟之經絡，手少陰心經及手太陰肺經。一般心臟與肺臟在肋骨的保護下是很難藉外力運動的，白鶴亮翅這個動作，就可達到心肺兩臟的運動的目的。

其演練方法如下：

依本功法之特色，吸兩次呼一次的要領，「吸——

吸——呼」，多吸少呼之原理，配合提手的動作， 吸氣，左腳腳尖點地，兩手臂向左右兩側微微張開。再吸氣，左腳提起，成90度，兩臂提至與肩同高。呼氣，腳落下踩地，同時兩手緩緩放下，如白鶴翔空搧翅一樣。

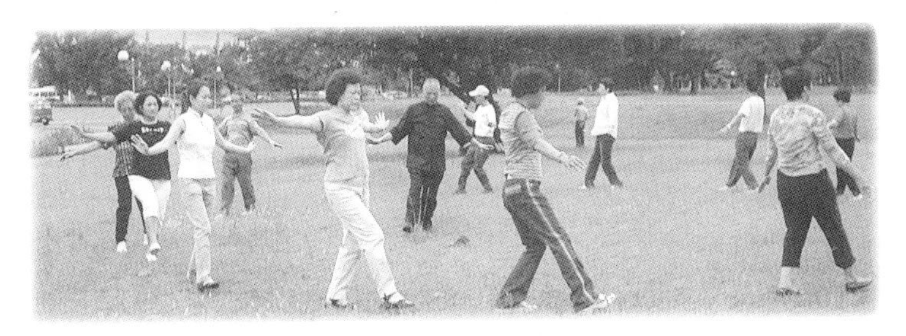

然後再換右腳，吸氣，右腳腳尖點地，兩手微微向兩側展開。再吸氣，右腳提起，成90度，兩手提到與肩同高。呼氣，腳落下踩地，同時兩手緩緩放下，如白鶴搧翅。

㈤水上飄行協調功

水上飄行就是兩手在身體兩側，手掌蹺起如按在水面上，藉「吸——吸——呼」，多吸少呼原理，吸兩次呼一次，並藉提肩的方法，升降橫膈膜，增加橫膈膜張縮能力，產生內臟按摩功能。強化腸胃之蠕動功能，同時有左右轉頭，牽動少陽膽經，避免偏頭痛和高血壓。其操作方法如下：

按「吸——吸——呼」，多吸少呼的原理，第一次吸氣，左腳尖點地，第二次吸氣時，腳抬起成90度。呼氣時踩腳，並同時提肩，轉頭。轉頭方向，踩左腳轉左邊，兩手垂直上下活動而已。

然後換右腳，吸氣，右腳尖點地，再吸氣，提肩、轉頭，踩右腳，踩右腳轉右邊。兩手在兩側上下而已。

㈥草上飛行兩腋通

依「吸——吸——呼」，多吸少呼原理，吸兩次呼一次，按照多吸少呼方法行進，並一邊藉提臂的方法，快速搧動增加心臟的活動，強化心臟功能。一邊牽動兩腋，兩腋內及肩膀周圍有許多經絡，這是一個很難打通的經絡死角，也是最容易堵塞的地方，此地不通，最明顯的就是五十肩，喘不過氣。此處練通很快產生熱力，打通障礙。

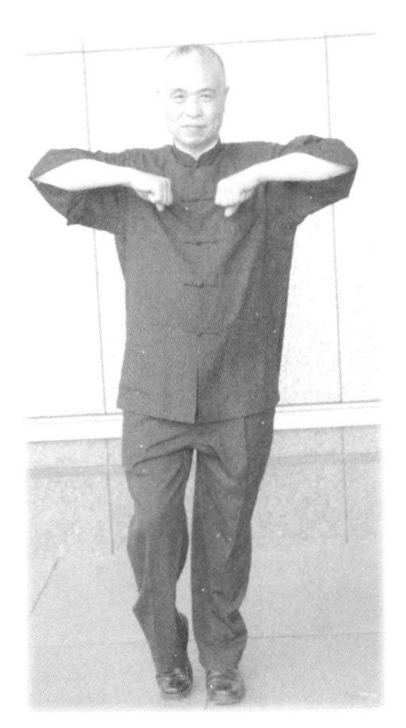

其操作方法：第一次吸氣時，腳尖點地，兩臂舉起與肩同高，兩手再向內彎曲，展開橫擋胸前，第二次吸氣時，腳抬起成90度腳，然後手肘蹺起，呼氣時踩腳，同時兩臂用力下壓貼身，同時轉頭。

然後換右腳，手臂一樣，蹺起壓下的動作，踩左腳，頭轉左邊，踩右腳，頭轉右邊。快步行走。

㈦周天調氣平衡功

周天調氣是鍛鍊氣功的基本功，周天在氣功鍛鍊中有小周天、大周天，即部分和全身的範圍大小不同之意，氣功鍛鍊最重要的是調理體內氣場平衡之意，使上下左右氣場得到均勻、平衡之調理。所以每做完一個較大的動作之後，氣機浮動，必須做調氣的功夫。它是以外導內引的方法，平衡氣血。外導是以動作帶動內氣運行。

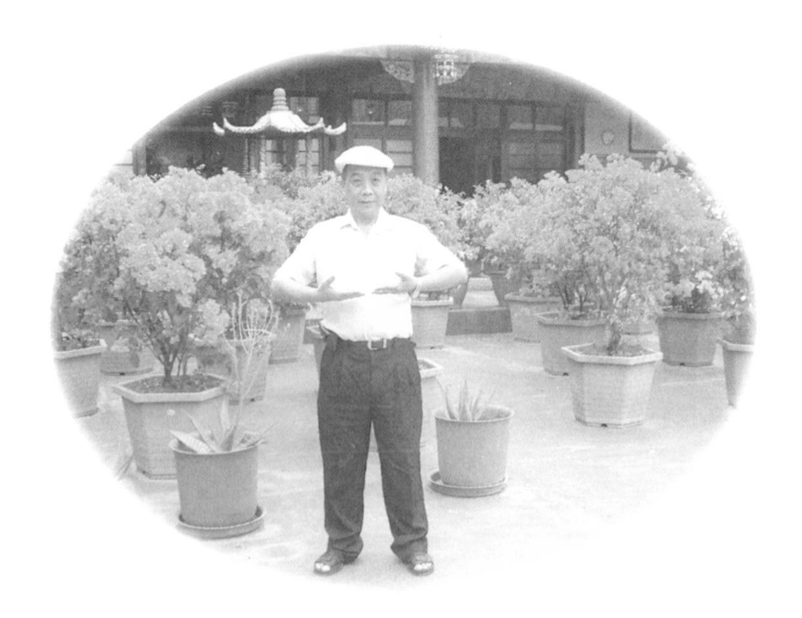

其操作方法：①兩腳正立平肩。②兩手由兩側舉起，上頭頂，翻掌兩手心相對，再向下壓。③上舉時吸氣，下壓時吐氣，做三次。④再做三個捧氣。捧氣的方法是兩手向兩側稍張開，兩手指尖相對，手心向上，兩手上舉至眉毛，再翻掌下壓，上舉吸氣，下壓吐氣，共做三次。

㈧元神灌頂外氣來

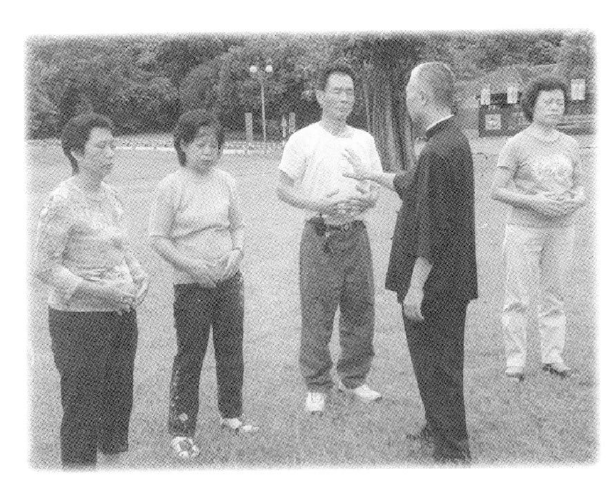

元神灌頂是站禪的功夫，學員必須鬆開所有關竅，快速入靜，配合帶功者意念，調動宇宙強大氣流增加氣場，增強學員功力。灌頂的深淺與受練功者放鬆程度有關，以及帶功者功力有關，所謂「心誠則靈」，配合得好，當場受益。

㈨圓滿收功全身拍

收功按摩這是一整套的功夫，從頭到腳，從上面到下面，左邊到右邊，從前面拍到後面。全身拍打按摩，把練功的好氣，擠入內層，有助氣血暢通，並深入皮肉之內層筋膜骨，同時把練功時暢開的毛孔恢復原狀，以防邪氣入侵。

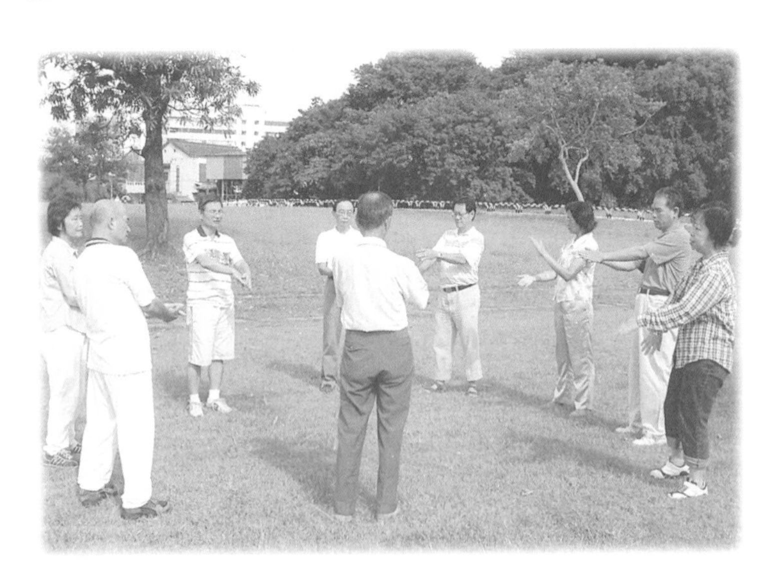

陸、氣功防癌保健法之功能

練功除防癌之外，對於一般保健更具明顯效果，如舒解壓力者，經常感冒的體力虛弱、低血壓者。腰痠背痛、五十肩者，失眠、頭痛、高血壓者。腸胃病、糖尿病、腎臟病、心臟病、肝病、初期癌症等慢性疾病者，都有很好助益，有時還會讓人嘖嘖稱奇。

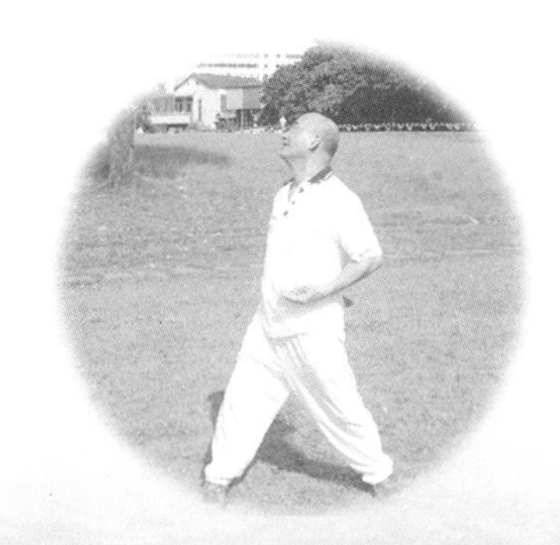

氣功防癌，是平時保健預防的工作，防是防在未病之前，即平常就要練功，保持旺盛的免疫力，才有力量抑制癌細胞的蠢動，也就是平常要做好保養，練功保養就是預防。而不是等待發現癌症才練功。

至於已發現了癌症，趕快練功避免其擴散，輕者或有解除之可能。

如果已經到末期必須開刀、放療、化療。治療中或化療後亦應練功，增加免疫力，可抑制癌細胞的發展。如有機會補氣增強體力，也可提高抑制癌細胞，活化好的細胞的功能，可增加支撐力，雖然不一定能幫助痊癒，至少減少化療期的痛苦，也是一種不幸中權宜之計。

癌症在目前是沒有絕對把握治好的病症，所以抗癌是終身的工作。天天練功，增加免疫力，抑制癌細活躍、擴散。在前面已經有很多例子。

人生有生必有死，即使練功不一定能痊癒，但延長一段存活期，使患者有足夠時間從心理上做好人生圓滿的安排與準備，無有恐懼，無有罣礙安祥的走完人生盡頭，也

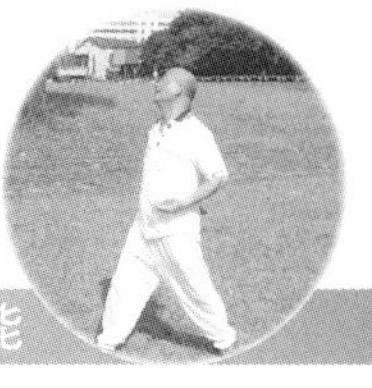

資料來源：90.1.11中國時報　台大醫院發表睡眠障礙調查

失眠人口多少？全台逾百萬

醫生呼籲　勿藉喝酒或閱讀入睡　有需要時就吃安眠藥

張瀞文／台北報導

夜夜好眠，對不少國人竟難以企及的夢！台大醫院昨天發表國內首份睡眠障礙調查，十五歲以上人口有二百萬人失眠，許多人想藉喝酒或閱讀入睡，醫生說這不是好方法，有需要時就該吃藥。

台大醫院精神科近一年來針對十五歲以上民眾，總共一〇一八人進行電訪，結果發現有十二%的民眾有各類型失眠症狀。其中入睡困難者有五%，睡眠中斷者有三．四%，清晨早醒者佔九．三%，日間過眠者約三%。

調查中所指的失眠症，是指每週三天、持續一個月以上的連續失眠，已達必須治療的嚴重度。這些人因睡眠不佳，出現情緒低沉、疲倦無力、憂鬱煩心、精神不濟等現象；日間過眠者也會有焦躁、疲倦、注意力不集中等症狀。這些患者中，約有七至八成都有生理疾病，許多是中年長者，其失眠原因與身體疾病或有關係；青年較者的失眠則與心理壓力較有關。

值得注意的是，一般人常以為日間過眠者就是白天睡懶覺，但台大精神科主治醫師李宇宙指出，嚴重的日間過眠者幾乎天天處於神智不清的狀態，原因有未成年白天上課睡不足；約有三成五的是睡眠時有呼吸暫停現象，造成睡眠品質極差；還有兩成是患有猝睡症；五%的患者是本身具有中樞神經性過眠的特殊體質；其他原因也佔兩成。

這是國內第一次大規模調查睡眠障礙，李博話東與國外報告差不多，國內外為睡不好所苦的人都很多。台大醫院副院長林芳郁認為，國內不少上班族必須輪班工作，打亂生理時鐘，也是調整睡眠退化的原因之一。

不過，國內睡眠障礙患者多半諱疾忌醫。調查發現求醫者不及四分之一，使受藥物治療者佔廿七%，絕大多數患者自創方法助睡，約有二成的人借助喝酒，也有人靠床經、聽音樂、運動或看書等。

李宇宙強調，一般人擔心吃安眠藥會上癮，但隨著新一代藥物的發展，藥的副作用逐漸降低，所以醫界開始倡導，「有必要時就該吃藥」，他表示，若短期可能失眠或為健康失眠好時，就可以使用；錯誤的依賴酒精、激烈運動或過度閱讀，反而可能破壞睡眠，影響隔天的生活作息。

睡人50萬　整天昏沉沉

罹患日間過眠症　嚴重者隨時會睡著

張瀞文／台北報導

據估計，全台灣大約有五十萬人整天昏昏沉沉，注意力不集中，嚴重者甚至隨時可入睡，這些人患有「日間過眠症」，有些小孩從小天資聰穎，但因上課無法集中注意力而導致成績一路下滑，被分配到放牛班；還有人被誤認為是懶惰散漫，從小就倍受歧視。

根據台大醫院調查，十五歲以上人口中，有三%患有日間過眠症，推估全台患者約有五十萬人，這些患者中，有三成五的成因是夜間睡眠時呼吸暫止，以致無法深睡；其他還包括睡眠不足、體質特殊等，還有兩成是罹患「猝睡症」。

台大精神科主治醫師李宇宙指出，日間過眠症患者幾乎天天都處於神智不清狀態，其中猝睡症患者更嚴重，一天清醒的時間只有幾分鐘，有些患者聽場演講，不到十分鐘就睡著了，患者本身相當痛苦。

他說，有一名現年十九歲的患者因為罹患嚴重「猝睡症」長達十多年，每次學校進行體力測驗時，都會不自覺地睡著，所以成績相當差，這一整個評斷為體育白癡，從小就被取了好幾個綽號，這位病童在這種異樣的眼光下成長，結果罹患憂鬱症，直到就診確定病因及治療後，才恢復正常生活。

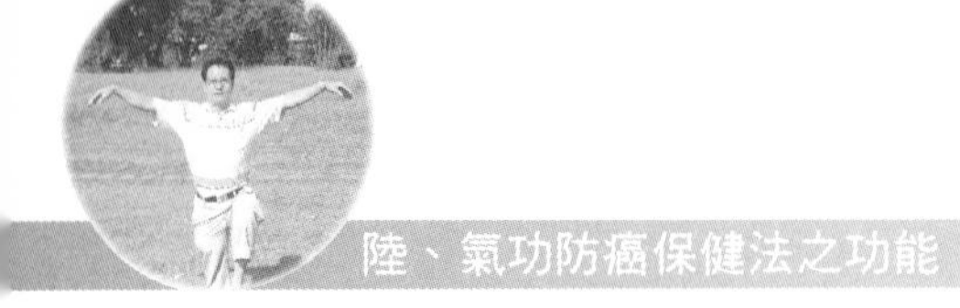

是一項有幸，對來生有益。

練功除防癌之外，對於一般保健更具明顯效果，如舒解壓力者，經常感冒的體力虛弱、低血壓者。腰痠背痛、五十肩者，失眠、頭痛、高血壓者。腸胃病、糖尿病、腎臟病、心臟病、肝病、初期癌症等慢性疾病者，都有很好助益，有時還會讓人嘖嘖稱奇。

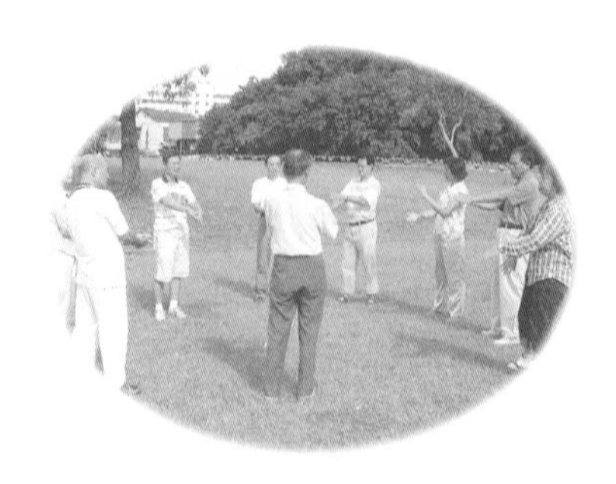

柒、般若防癌保健功之特色

練功是增加體能，產生免疫功能，是抑制癌細胞活動的好方法。它非藥物治療，沒有副作用之虞，對癌症患者有利而無弊。

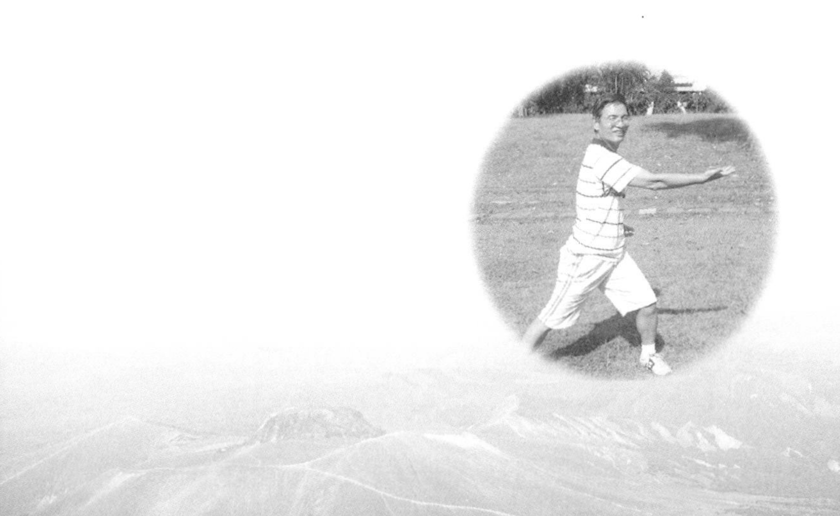

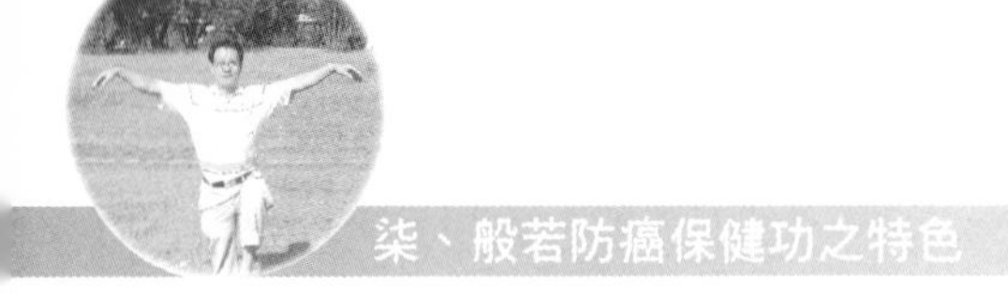

一、易懂，易學，不必記憶招數的持色

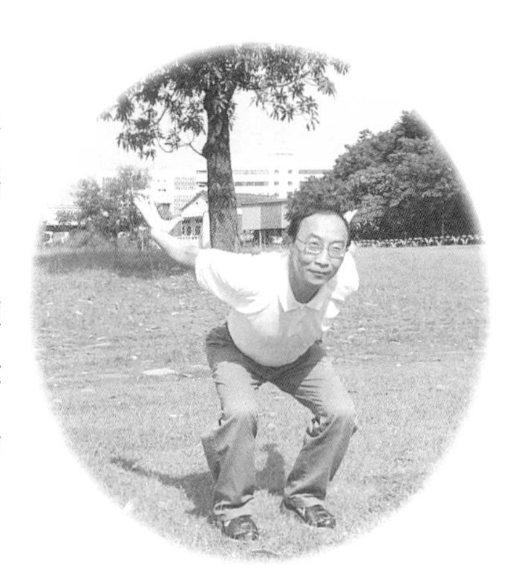

般若防癌保健功，本法爲適應中老年人及病者練功，特別精心編製，老少咸宜，易懂，易學的功法，不必像練拳一樣，記憶招數。不必用腦筋僅要跟隨帶功者做，就會有效果。

二、重視效能，非學招術的持色

所謂練功就是要練出功能，不是學習花拳招術，其動作柔軟，不用力氣。結構簡單，輕鬆有趣。耐心的跟隨老師就產生引導作用，堅持每天鍛鍊，就有良好效果。

三、參加集體的練功，有加強氣場的持色

集體的練功有互相激盪的氣場，同好相聚亦有勉勵鼓

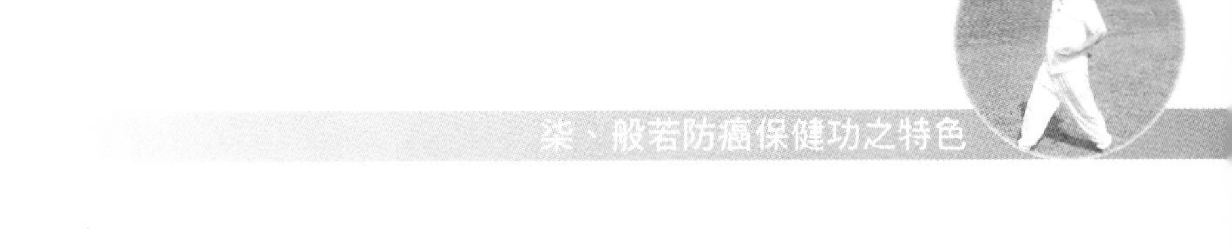

舞的作用，不會懶惰，而覺有趣。

四、功法逐步加深，不會覺得困難的持色

很多人未學功，就怕學不好，怕走火入魔，跟著老師耐心的帶功引導，一點一滴的加深，功夫就在不知不覺中進步，毫無困難，並100%放心，般若行功，動靜相兼的功法，不會帶錯路，不會出偏差。

五、調場灌頂，增加功力的持色

調場灌頂，也叫元神灌頂，本功法練至最後，由帶功者調場灌頂，增加學員功力。雖有點玄，但常有人就當場感受到好處。

資料來源：90.11.21 聯合報

全台150萬人偏頭痛女為男三倍

台北榮總、陽明大學調查慢性頭痛六十萬人每廿次健保就診就有一次為了它

【記者楊正敏／台北報導】一項針對大台北地區的頭痛調查顯示，百分之十四點二的女性及百分之四點六的男性有偏頭痛。推估全台偏頭痛患者有一百五十萬人，女性偏頭痛患者為男性的三倍。而有六十萬的頭痛患者，一個月頭痛十五天以上，飽受慢性頭痛之苦。

這項調查由國家衛生研究院委託，台北市榮民總醫院神經內科與陽明大學執行，從八十六年到八十八年共系統抽樣訪問三千三百七十七人，發現百分之九點七的人有偏頭痛。除了偏頭痛外，有近六成的女性及四成五的男性受訪者有其他頭痛，其中百分之三點九的頭痛患者，平均頭痛天數每個月超過十五天，已算是慢性頭痛。

台北榮總神經內科主治醫師王署君指出，偏頭痛的診斷標準為，曾發作五次以上，每次發作四到七十二小時，疼痛為單側、搏動性，程度中或重度，日常活動如爬樓梯、走路時疼痛加劇。此外，發作時還至少要伴隨噁心、嘔吐、畏光或怕吵其中一種症狀。

偏頭痛的好發年齡，女性與荷爾蒙有密切關係，高峰期是在卅到卅九歲，停經年齡時偏頭痛比率也降低；男性的高峰期在廿到廿九歲及五十到五十九歲。王署君說，中年頭痛可能與中年危機有關。

王署君說，可能是國內健保方便，偏頭痛患者就醫高達百分之五十四，國外大概不到百分之廿，偏頭痛患者一年至少看二點三六次病，其中百分之十求診超過十次以上，其他頭痛患者一年約看一次病，每廿次的健保就診，就有一次和頭痛有關。甚至有百分之四點三的偏頭痛患者，痛到要掛急診。

王署君指出，偏頭痛的原因和血管不平衡或腦神經活性有關，女性的發作則多受荷爾蒙變化的影響。睡太多、吃太飽或肚子太餓，運動、情緒、壓力，或吃巧克力、柑橘類水果、起司及紅酒，都有可能誘發偏頭痛。另外，冬天是偏頭痛好發的季節，可能是吹到風或低氣壓引發。

他表示，偏頭痛還有家族性，父母中一人有偏頭痛，子女有百分之四十六的機會有偏頭痛；父母兩人都有偏頭痛，子女偏頭痛的機會高達百分之六十六。

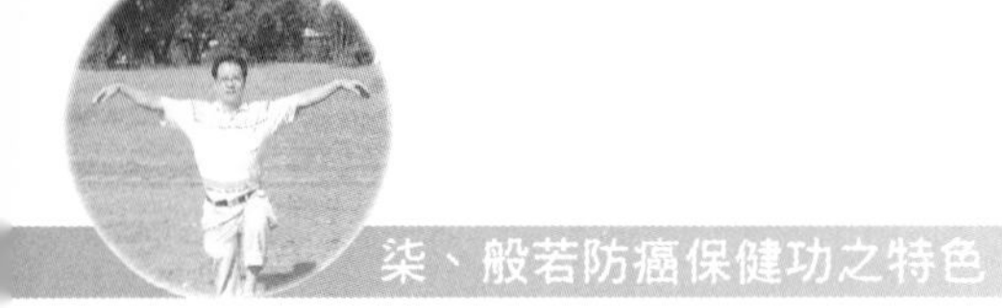

六、氣功是有利而無弊的特色

練功是增加體能，產生免疫功能，是抑制癌細胞活動的好方法。它非藥物治療，沒有副作用之虞，對癌症患者有利而無弊。

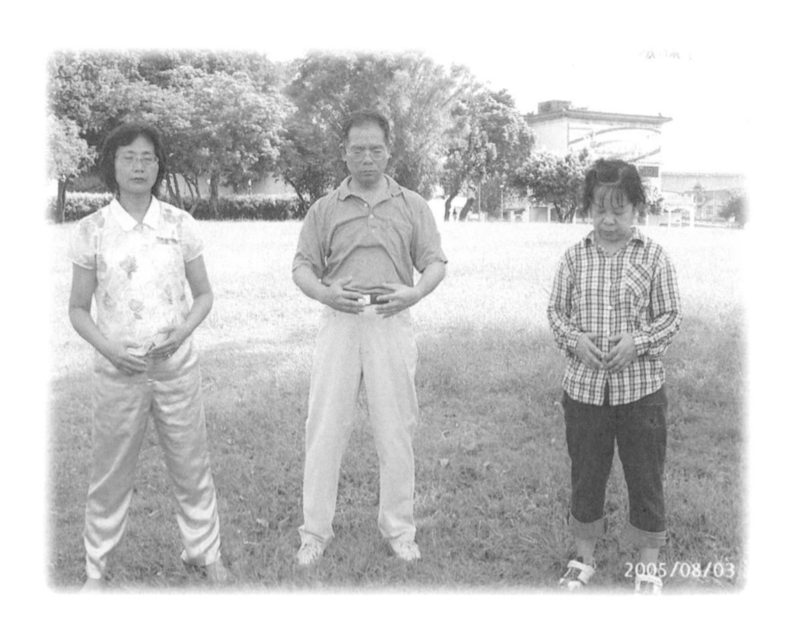

捌、可能致癌之因素

植物需要行光合作用，沒有陽光就長不好。人也是需要陽光的，我們可以很容易得到證明，當您練功或去爬山、郊遊一天，大概一週內，可覺精神飽滿。

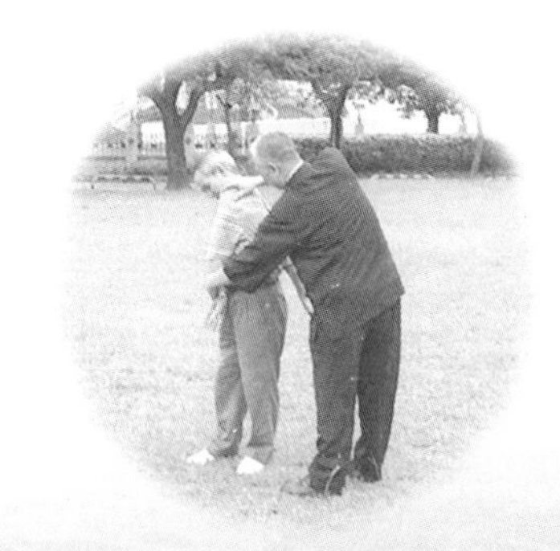

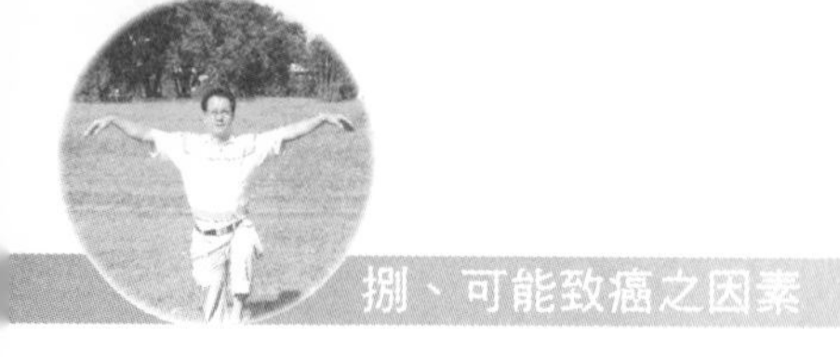

據醫學的報導可能致癌之因素有：

一、遺傳基因的可能

據統計基因遺傳致癌的因素，佔所有因素之冠，就是家族中多人同樣致病，尤其是致同樣的病，遺傳基因在目前的科學，一般是無法改變的，除非用修道方法，使思維有序化，改變思維意識成就，徹底改變基因的組合方程式，這一類型的人非練功不可，練功可能使癌症不發生，或延遲發生，或減少痛苦。如果練功有成，還可改變基因蔭及子孫。

二、生活習慣不良

據統計抽煙過多容易得肺癌。嚼檳榔容易得口腔癌，常吃燒烤食物容易得食道癌。常酗酒容易得胃癌。常熬夜對心血管循環不利。因此改變生活習慣也是防癌的方法之一。

三、內在的壓力使然

理想過高，與實際能力不能平衡，常覺意志不能發揮，常覺未遇伯樂之憾。或官場失利，商場失敗，長久失業，受到委曲，無處訴說，終日鬱悶，易得腸胃癌、肝癌。

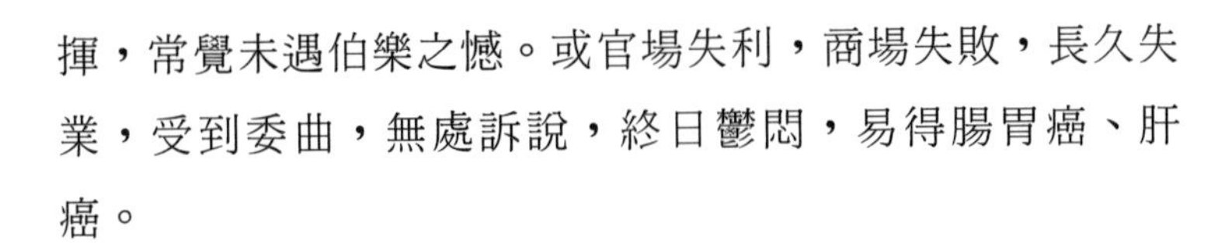

經營商業，憂思過多，工作應酬，壓力太大，疲於應付，操勞過度，積勞成疾。易得肝癌、腸胃癌。

機關主管，憂思過多，重要幹部工作的需求量大，體力不足，處處感到壓力大，亦易得肝癌、腸胃癌。

自不量力，中老年紀還把工作、應酬、進修，時間安排過度緊密，疲於奔命，積勞成疾，易得肺癌。

四、外界感染

空氣中的污染，水的污染，噪音污染，食品添加物污染，大量的電氣設備等，都可能影響致癌之可能。如食物中因農藥的殘留，含有很多毒性物質。長年吃藥，藥物中毒。另外性伴侶太多，性生活氾濫，也易被感染。

五、避孕方法不當

長期服用避孕藥物，或藥物與體質不合，易得子宮肌

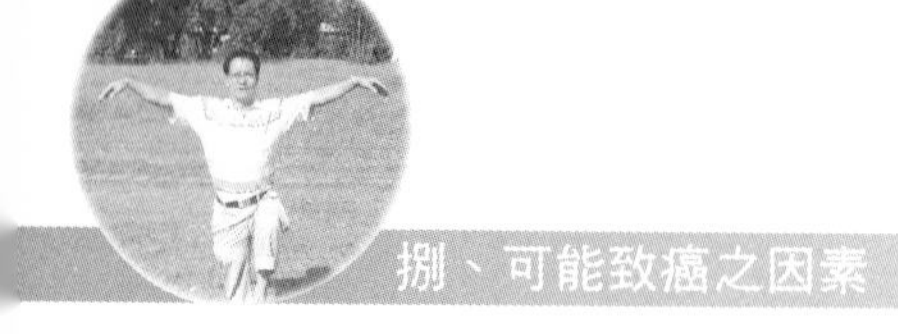

瘤。墜胎太晚，易得乳癌之可能。墮胎次數太多，心理壓力大，容易得肝癌。身體虛弱，氣滯血淤，亦容易成癌。

六、缺乏室外運動

大家都知道，放在冰箱的種子不會發芽。雞蛋需要加點溫度，才能展現它的生命力。現代都市人的生活、辦公、家居、學校，甚至運動的俱樂部，都在密閉式的空間裡，長年保持恆溫空調，細胞沒有高溫、低溫變化之刺激，不夠活潑，又缺乏人類很重要的太陽能量補充和消毒。

植物需要行光合作用，沒有陽光就長不好。人也是需要陽光的，我們可以很容易得到證明，當您練功或去爬山、郊遊一天，大概一週內，可覺精神飽滿。相反的，人睡覺超過10小時，就會覺得缺氧頭昏。現在的人長期在室內坐臥不動，筋骨缺乏伸展，氣血就容易淤積。腸胃缺乏蠕動，產生食物積聚過久成毒，都是致癌的原因。

玖、癌症的徵兆

一個疾病的發生，除外來的感染外，都有一些內在的徵兆，徵兆是疾病的前奏階段，僅是一般人忽略它，沒去注意預防，待病已形成被檢查出來再緊張、恐懼，就成治療的事。

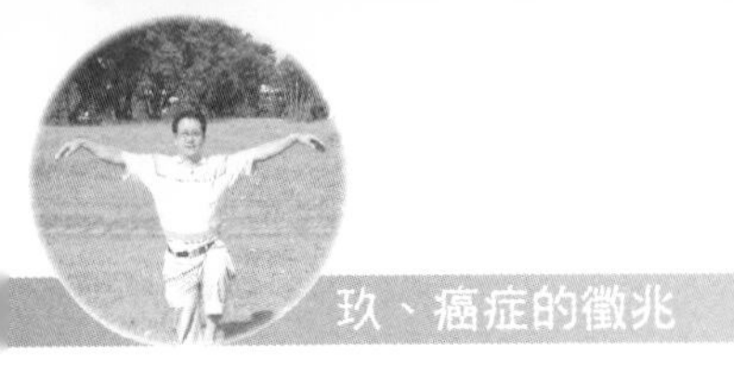

一、癌症的預兆

探討癌症徵兆的意義，是在預防事情的發生，或在發生之初期採取措施，避免疾病惡化，一個疾病的發生，除外來的感染外，都有一些內在的徵兆，徵兆是疾病的前奏階段，僅是一般人忽略它，沒去注意預防，待病已形成被檢查出來再緊張、恐懼，就成治療的事，治療總是沒十分把握，而且過程是痛苦的，有時還拖累家人，整個家庭生態因此而變調，所以智者重視預防。

據醫學的報導，初期疾病的徵兆最容易從情緒上觀察而發現預兆：

㈠心藏神

心氣虛則悲，實則笑不休，長期的悲戚，常常無故而笑，即心病預兆。

㈡肝藏魂

魂易變化，開始神魂不定，性情急躁、易怒，言語善呼，動不動就氣呼呼的，即肝病預兆。

㈢脾藏意

思維紊亂，記憶障礙，言語重複，無故而歌，自言自語，即脾病預兆。

㈣肺藏魄

肺病預兆，失魂落魄，無故悲憂，並且善哭，即肺病預兆。

㈤腎藏志

腦力減退，意志削弱，沒有鬥志，無故恐懼，並且善呻，一天到晚叫苦，即腎病預兆。

㈥其他

還可以從夢的預兆、遺傳之預兆等分析而注意防患。

二、形成癌症的徵兆

根據醫學的統計：

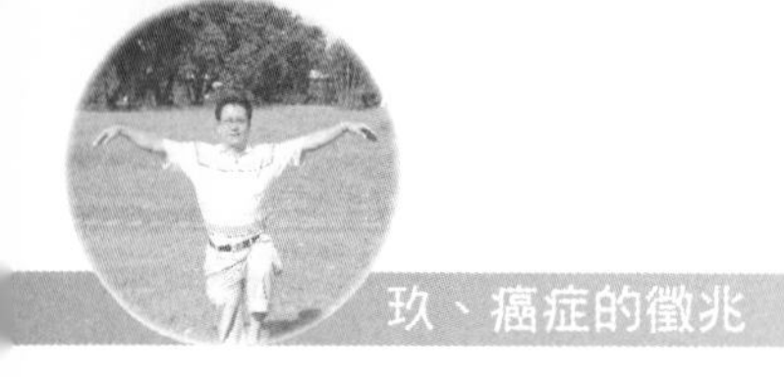

㈠卵巢癌

女性生殖系統，包括卵巢、子宮、陰道、乳腺等皆受轄於卵巢。故子宮、陰道、乳腺出現異常，往往是卵巢癌的先兆。如40歲以上婦女，一側少腹脹痛，或持續性壓迫痛，並伴有月經異常（月經稀發、色黑、淋漓不盡或過多），都有可能是卵巢癌的預兆。

㈡子宮內膜癌

絕經期或絕經後，出現子宮不規則出血，色黑，有子宮內膜癌可能。

㈢子宮肌瘤

是婦女高發的腫瘤，30歲以上婦女，出現月經過多，行經期延長，經一般治療無效，平時白帶增多，性欲偏亢，有子宮肌瘤之可能。

㈣乳腺癌

⑴**觸到腫塊：**乳腺位於體表，因此癌腫較易發現，早

期以偶發刺痛爲先兆，此時若發現腫塊，亦在1公分以上，表明癌腫已超出乳腺管。

⑵**乳頭溢液：**乳頭溢液多見於導管內腫癌，在乳暈周圍可觸到小結節如綠豆大，常爲導管內乳頭狀癌的首發症狀。

⑶**腋下淋巴結腫大：**無痛性腫塊是乳腺癌的首發症。

⑷**乳房皮膚異常改變：**一般乳頭搔癢、濕疹，乳房皮膚變色、晦暗或發紫，橘皮樣改變，皮膚凹陷、水腫等，常爲硬癌首發症狀。

㈤男性陰莖癌

是男性中老年人高發的腫瘤之一，早期先兆爲陰莖局部出現紅斑或濕疹樣斑點，有分泌物及搔癢，包皮過長，陰莖濕疣、白斑等現象。

㈥前列腺癌

是男性中老年人高發的惡性腫瘤之一，早期先兆爲逐

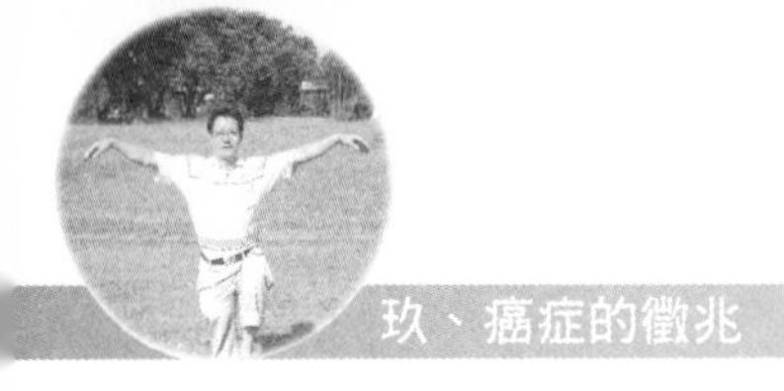

漸出現與感染無關的尿意稍促感，以及尿意不盡感。

㈦睪丸癌

比較少見，早期信號，睪丸腫大，伴左側腹股溝淋巴結腫大，應做進一步檢查。

㈧胃癌

凡40歲以上，不明原因的厭食、上腹飽悶，胃酸減少，尤其有胃潰瘍的人，有胃癌之可能。

㈨肝癌

其徵兆，如出現右上腹脹，逐漸加重，食慾不佳，乏力，尤其有慢性肝病者，有肝癌可能。

㈩直腸癌

直腸癌因早期直腸彈性大，無明顯症狀，40歲以後出現不明原因的便意感，大便粘液增加，以及大便規律改變，都可能是直腸癌的徵兆。

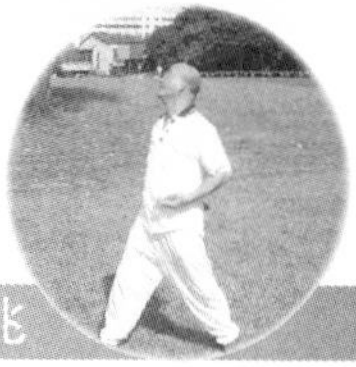

(十一)膀胱癌

40～60歲，男多於女，無痛性，間歇性血尿是膀胱癌的信號。

(十二)食道癌

中年以上男女，凡漸覺進食後，食物通過有停滯感、胸部不適、有異物感，可能是食道癌徵兆。

(十三)腎癌

主要信號爲高血壓，特點爲收縮壓顯著的升高，本病常發生於右腎，如觸到包塊更可能爲腎癌徵兆。

(十四)淋巴癌

凡青少年如出現全身（或局部）瘙癢、不規則發熱及淺表淋巴結腫大，尤其現頸部淋巴結腫大，都有可能是淋巴癌之徵兆。

(十五)甲狀腺癌

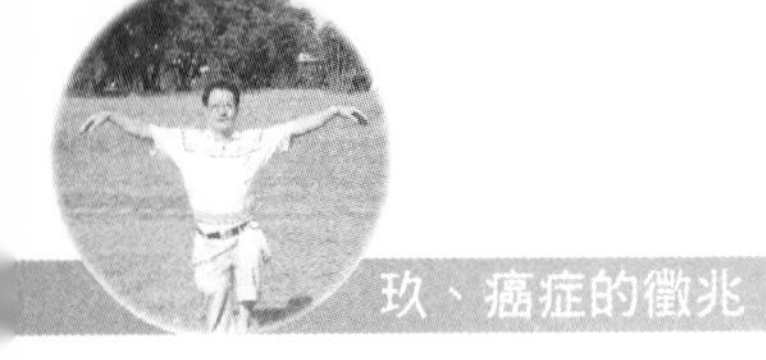

爲一種惡性腫瘤，凡青年女性在甲狀腺部位觸到生長迅速的結節，不痛不癢，可能是甲狀腺癌之徵兆。

㈥鼻咽癌

多發生在30～50歲以上中老年人，沿海一帶的高發惡性腫癌區，凡出現不明原因的鼻塞、涕中帶血，可能是鼻咽癌的徵兆。

㈦胰腺癌

胰腺癌是一種惡性極高，發展極爲迅速、病勢兇險的腫瘤。早期無特異性先兆，因此不易發現。但起初不明原因的厭食、噁心、腹脹、消化不良等，胃部納食有呆滯先兆。應做進一步檢查。

㈧皮膚癌的警告

由於皮膚與內臟息息相關，故皮膚癌的危害性在於內臟的轉移，尤其惡性度極高的黑色素細胞瘤，具有閃電的轉移性，故最爲凶險。現代由於放射線及化學問題日增，皮膚癌也日漸增加，所以對各種慢性皮膚疾患的改變，如痔、疣、白斑、潰瘍等，突然變了顏色、浸潤，有滲出、搔癢等，都是不祥信號。

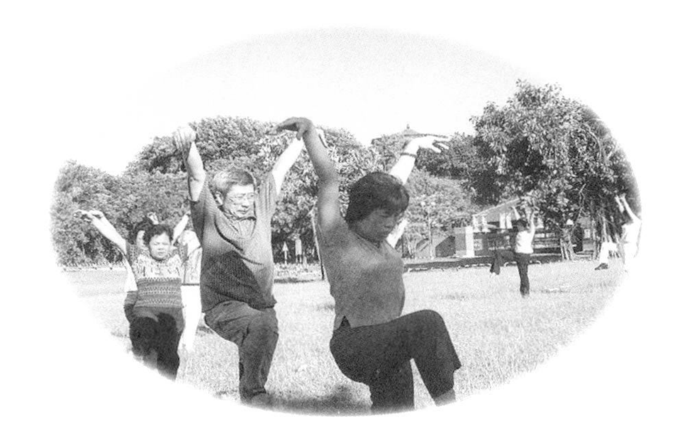

拾、防癌養生法

鍛鍊氣功的方法是天天練，天天產生內分泌，增加免疫力，像吃飯一樣，天天吃補給營養。

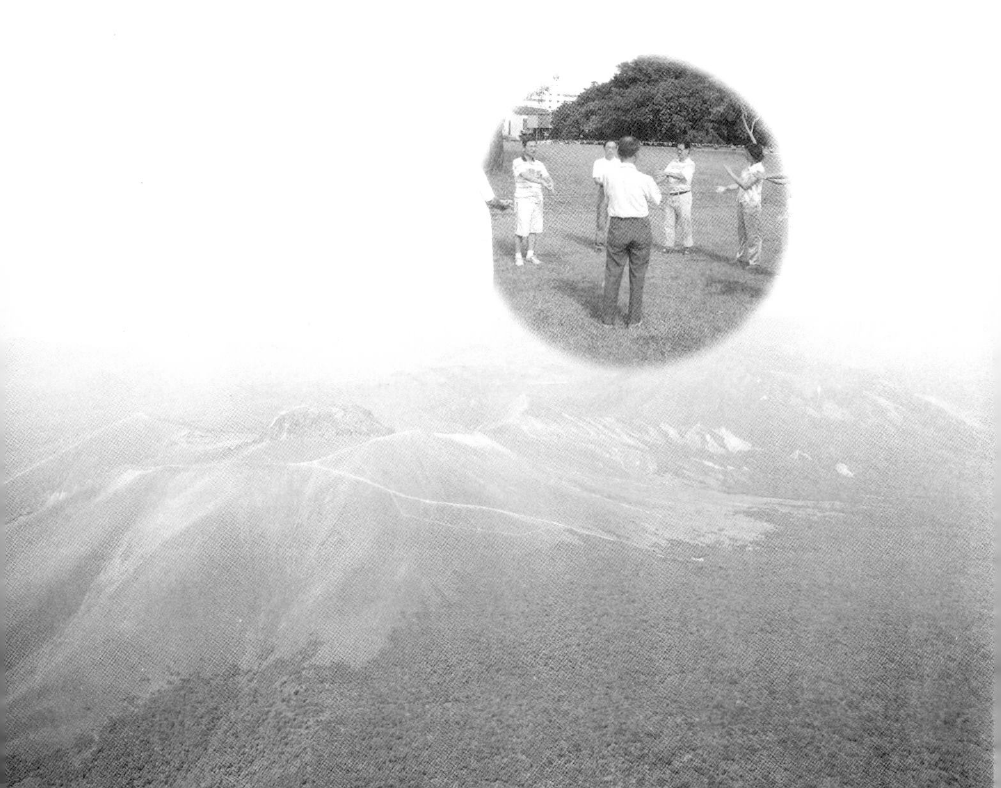

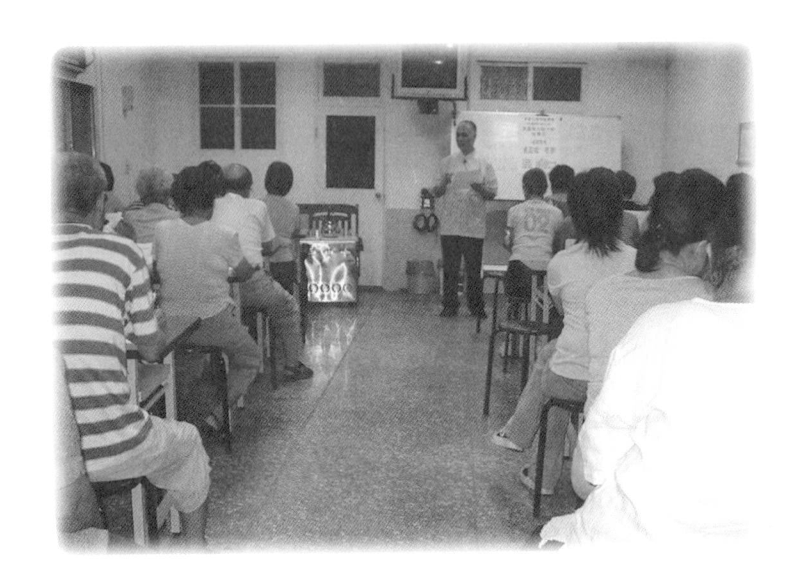

一、瞭解癌症不是絕症

癌症不是絕症，過去很多癌症患者，僅靠心靈的支持，多活了二、三十年的人非常的多。如以前臺灣大學出名的教授鵝媽媽趙麗蓮博士，就是一個例子。我的朋友林廣仁，美商必治妥公司經理，得直腸癌切除後，背著一個尿袋還活躍在教會和社團之間20多年，並從必治妥公司退休後，轉業保險界還多次得優秀獎。臺灣大學病理學副教授李豐醫師，也是抗癌的巾幗英雄，她的抗癌也有30多年事跡，每天上課、上班。北京有高文彬先生詳述十多年的抗癌經驗，其書列舉很多例子，都有5年以上之經驗。

很多的癌症是一誤判，據美國一項醫學統計，在每年死亡比率中，有50%是眞正病死的，50%可能是誤診或醫療疏失。

二、隱瞞病情，容易造成恐懼，加重病情

隱瞞不讓病人知道病情，怕他接受不了的方法，但親友的態度，容易引起病人更多的猜測，疑心，煩惱。常常會因此加重病情，不如在適當時機，坦白告訴他有癌症現象，並且說明有治癒希望，讓他有治好的信心和決心。

三、勇敢的面對現實，容易產生抗病力。

病是人生旅途中必經的過程，大家都會親身經歷，才能眞正瞭解生命的眞諦。

其實疾病是很寶貴的啓示，疾病中才能體會生命的可

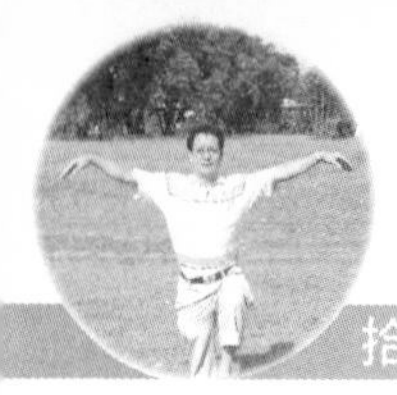

愛，世間的冷暖，所以很多人因病而悟道，病癒之後放棄了自私，慷慨去做義工，奉獻自己服務他人。甚至學佛、修道而成就。勇敢面對現實，「病就病，人都會死，大不了一死，換個新殼，十八年後又是美麗燦爛人生」。這才是一個勇者的看法，不要那麼緊張，被癌症打倒。

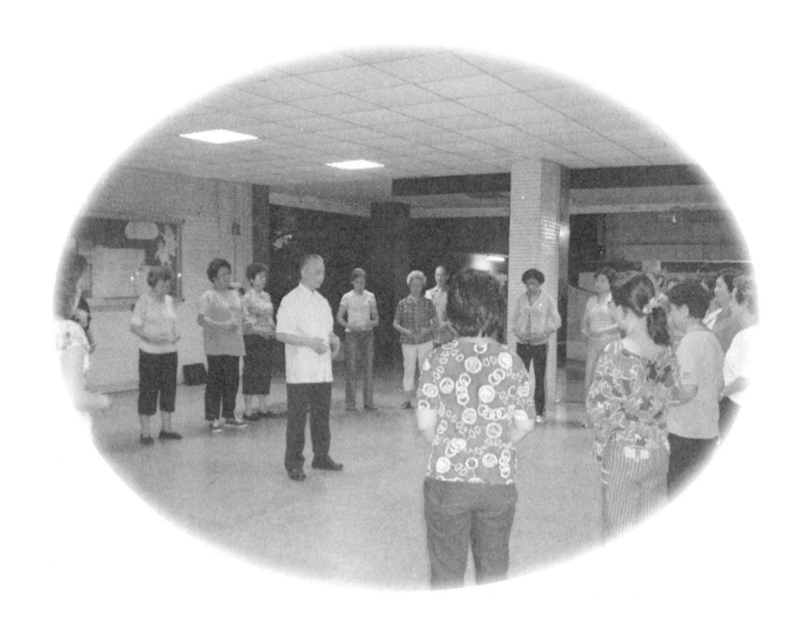

四、相信醫生，肯定專業知識，但要謹慎檢查

醫生專業具有完整的治療知識和方法，並且有龐大的設備可以檢查，是值得相信與配合，有治療總是有希望的。但是動手術之前要多做幾次查證，治療過程要詳細了解流程的細節，醫生該準備的工作是否完整，因醫院工作分的很細，每一個環節都有不一樣的人負責，其中有些人沒耐心會疏忽的，爲避免有誤，還是細心一點好，尤其是放射治療和化學治療，是有副作用的，因爲我們的生命僅有一條，醫生的患者很多，自己謹慎，萬無一失。在放療和化療的期間很耗體能，可找中醫，培補元氣，練氣功增加免疫力。

五、鍛鍊氣功，多一條希望的路

鍛鍊氣功，多一條希望的路，氣功的原理不是直接治病，治療是切除或消滅細菌、細胞等圍堵癌症細胞的發展。

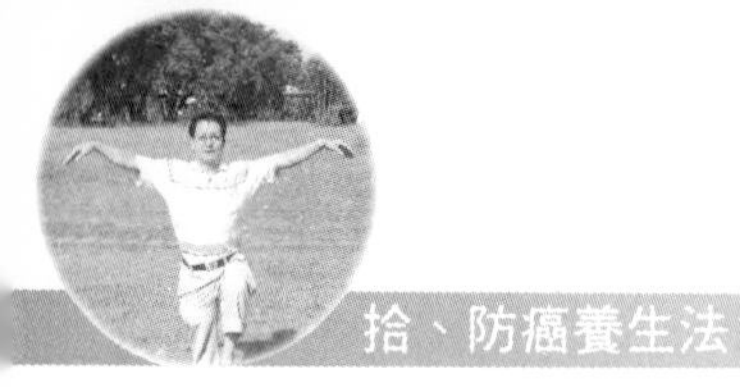

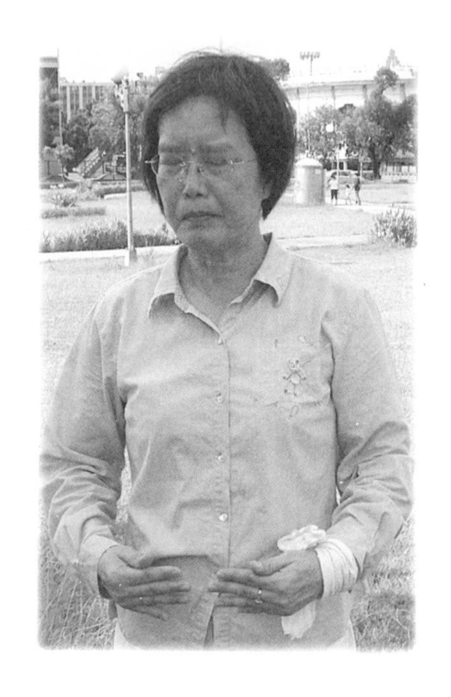

氣功鍛鍊，是產生內分泌，增加免疫力，元氣足，邪氣自然被排除，也就是說體力好癌細胞可能就被壓制。鍛鍊氣功與治療可以同時進行不衝突。鍛鍊氣功最好在未開刀、未做化療之前效果高。已做化療之後練功，也會減少治療中的痛苦。

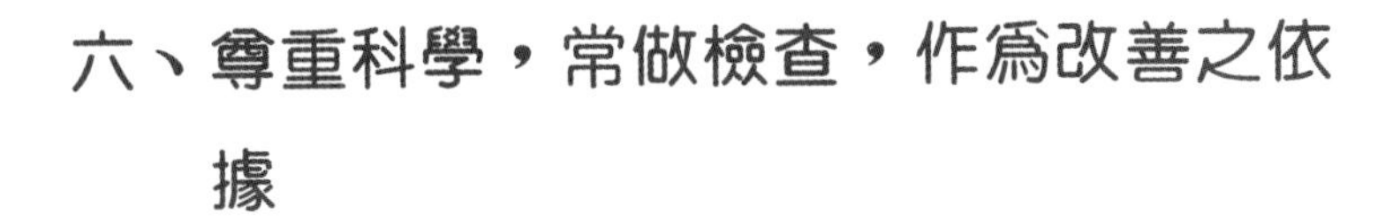

六、尊重科學，常做檢查，作爲改善之依據

現代醫學科技發達，能透視體內活動情形，所以常做定期檢查增加信心。即使是病情得到改善也要常做定期檢查。瞭解病情之變化，或爲改善之依據。

七、天天練功，天天增加免疫力

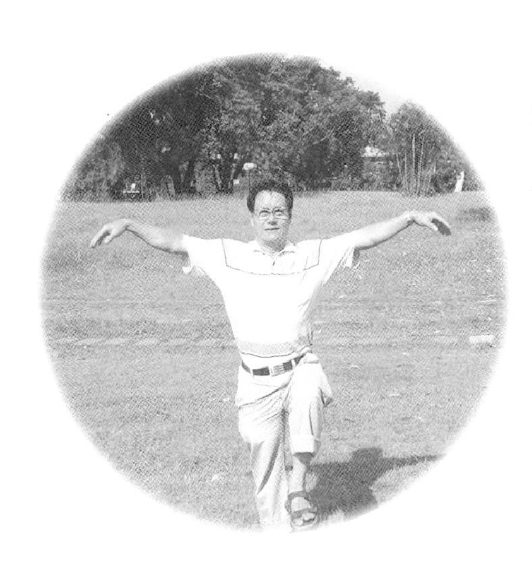

鍛鍊氣功的方法是天天練，天天產生內分泌，增加免疫力，像吃飯一樣，天天吃補給營養。一般每週練一次，可達一般保健效果，但癌症病人練功不僅要天天練，最少一次要練兩小時以上。最好每天練兩次以上更

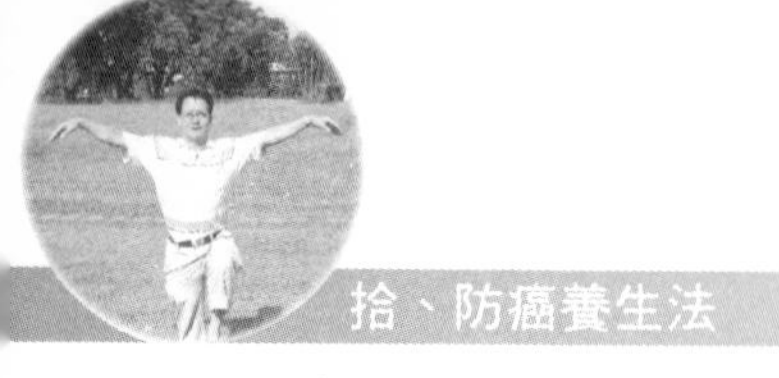

好。練習慣了，有很多樂趣的。

八、改變想法，也是改善病情的方法

很多癌症是因精神壓力所造成的。在中醫典籍中常提到「思則氣結」，就是對某件事過度的在意，思慮過多，長久累積而成疾病，因思則氣結，氣結不動，氣滯而血淤，血淤則成塊，積久爲瘤，久而化膿爲癌。所以改變想法，就是解開成病的因素，例如：

㈠**有些人是因在意某種理想而多思致病：**雖然有理想、有目標才有人生方向，但理想與目標需要與能力取得平衡點，按部就班，不是一蹴而幾。況且目標是人訂的，不是一成不變，有時條件未具足，或時機未成熟，無可奈何，要忍耐或改個方向，不要被自己理想綁死。

㈡**有人因眷戀某些事物、地位而致病：**如官場失意、商場失敗等，要知道個人的努力是抵抗不了大環境的，得意是上輩子修來的福，失落即恢復平常，天下事十之八九不如意，懂得過平淡的日子是有福人、快樂人。

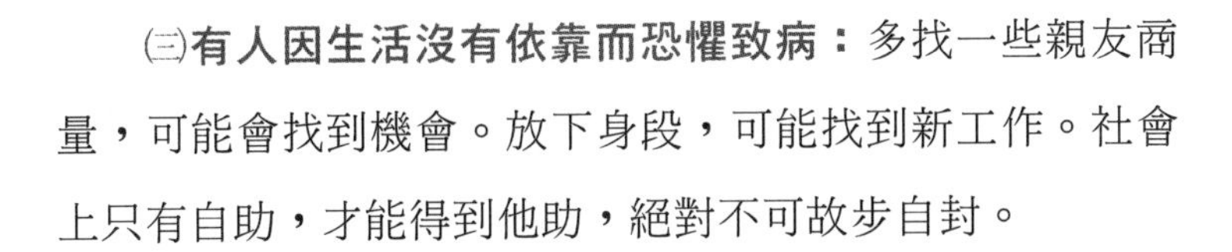

㈢**有人因生活沒有依靠而恐懼致病：**多找一些親友商量，可能會找到機會。放下身段，可能找到新工作。社會上只有自助，才能得到他助，絕對不可故步自封。

㈣**有人因親人往生悲傷過度而致病：**人本來就是生而後死，死而後生，輪迴不停，緣生而聚，緣散則離，由不得我們。要接受事實才是勇者，創造未來比後悔過去更重要，所謂：「日新有益，後悔無補。」化悲憤爲力量是智者。不要因未及盡孝而過度悲哀，因爲你當時條件不具足，無可厚非。

㈤**有些因事業上的煩惱而致病：**有事就有業，業就是煩惱，是正常的事。煩惱越多刺激越大，其成就更覺有快感，這就是企業家的本色。

想得名利，必有煩惱，想得清淨，必須悠閒，事業與健康自己衡量。擔當不起，就縮小目標，留得青山在，不怕沒柴燒。「有錢眞好，有命更好」。有健康才能享受成果。

㈥**聽聽演講，看看書，參加社團、公益活動，可能變**

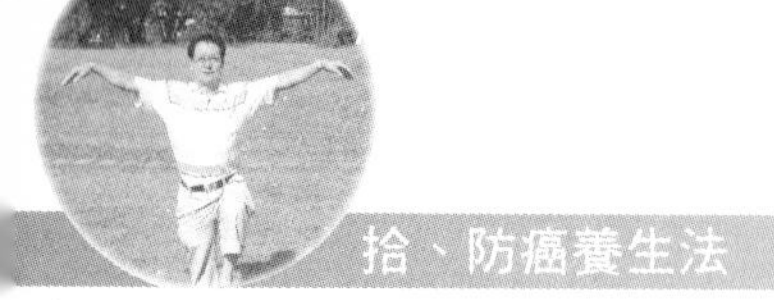

換心中的矛盾。您有理想，他人也有目標，聽聽別人的想法，可能改變我們內心的鬱悶，這都是去除致病原因的方法，治病先治因效果高。因此改變想法是治病的好方法。

九、改變生活習性，也是改善病情的方法

改變生活習性，如：晚睡晚起，改早睡早起。天天坐著看電視，改爲出門做運動。運動一小時，快樂一整天。天天在密閉的空調房間裡，也該到外面曬曬太陽。

有些人對工作環境感到壓力，也許換個工作或調個單位，可能減少工作壓力。

有些人在生活上感受到外來的威脅和恐懼，換個環境，改變生活環境，或許有幫助的。

年紀大了，改變生涯規劃，把時間排鬆一點，每天除了主要的工作外，其他的雜事、應酬量少一點，休息時間多一點，都有改善病情的可能。

十、改變飲食習慣，攝取均衡的營養

營養是維持生命的基本條件，五臟營養均衡是維持健康的方法，人有五臟具備五行，對食物的甘、苦、酸、辛、鹹，各有所需，如肝喜酸、心喜苦、脾喜甘、肺喜辛、腎喜鹹。

物質的顏色，青補肝、赤補心、黃補脾、白補肺、黑補腎。五臟氣機平衡就是健康的表現。五行有相生，即有相互助長。亦有相剋，即相互制約的天性，如果某些食物吃太多，有益某臟，但可能損及他臟。所以攝取均衡的營養，不宜偏食。必要時佐之以藥膳。

如平常最常食用的是甘味，甘在五行屬土，土生金，土亦剋水，多食甘味可能有益金氣，但爲了消化大量的甘味食物，需要使用大量藏於腎臟的元氣，而讓腎臟覺得疲勞，腎屬水，故土剋水，即傷及腎臟。

五行的相生：是木→火→土→金→水→木，即木生火，火生土，土生金，金生水，水生木，有相生即是富相助之益意。

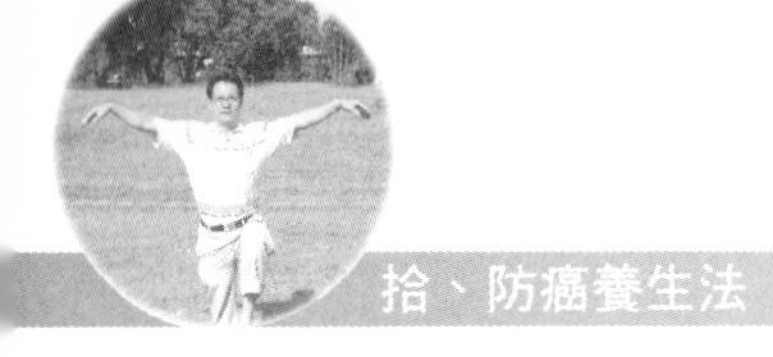

五行的相剋：是木→土→水→火→金→木，即木剋土，土剋水，水剋火，火剋金，金剋木。剋即有制約、牽制之意，故營養攝取不可偏或廢。

精緻、好吃的食物，不一定有營養，據日本自然醫學權威森下敬一博士研究，調查世界百歲以上的人瑞，他們都住在偏遠山區村落，所吃食物都很粗糙的，自己加工的玉米、小麥、牛羊奶品、蔬果的食物而已。

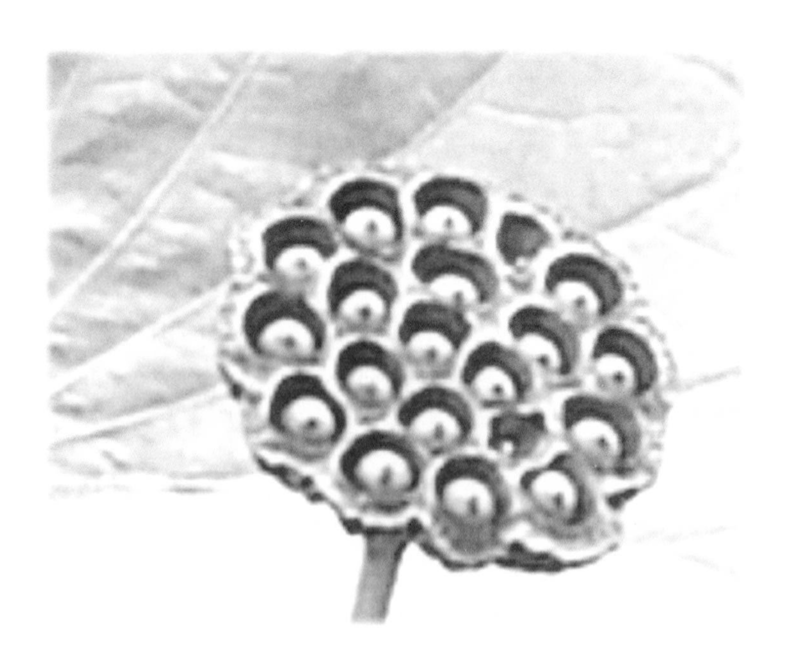

營養均衡才是最重要的能量補充。所以，營養均衡的攝取，對養生者來說，比吃藥還重要。所以說：「藥補不如食補。」

十一、堅持練功，不因小癒而懶散

前面說過，鍛鍊氣功的方法是天天練，天天產生內分泌，增強免疫力，不因一時的進步而懶惰，失去調養，抗癌是終身的工作，癌症很容易再復發的。長期的保養勝於治療。

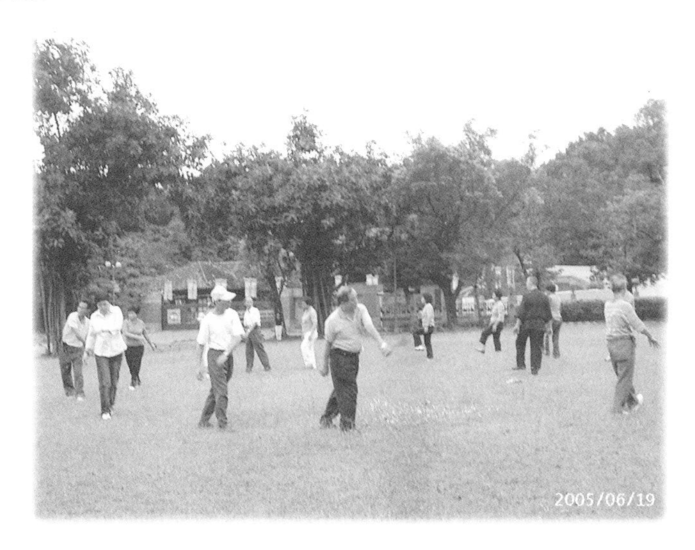

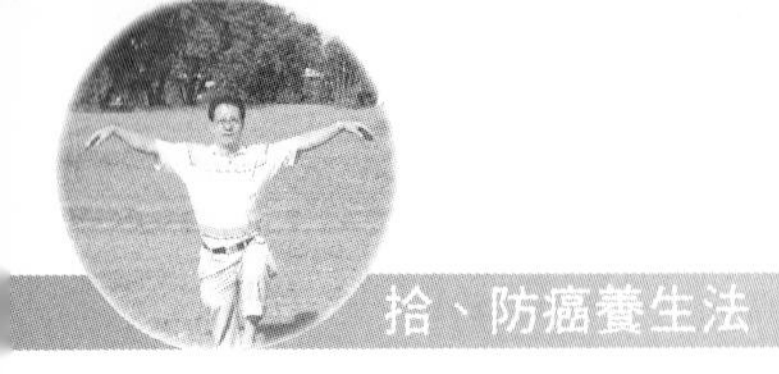

十二、信心如神，有不可思議的效果

「心誠則靈」，古人經驗了幾千年留下的名言，不是隨便說的。在宗教界常發現有些人，因上寺廟、上教堂，發願或祈禱之後，忽然病好了。

但不是每個人都能病癒，這就是因爲「誠心」的差別，誠心是從內心發出的一股靈力，心有心靈能，當您專心一意，毫無其他雜念，要治好您的病，您的元神就出現，元神治病是由因治果的根本治療，效果高。

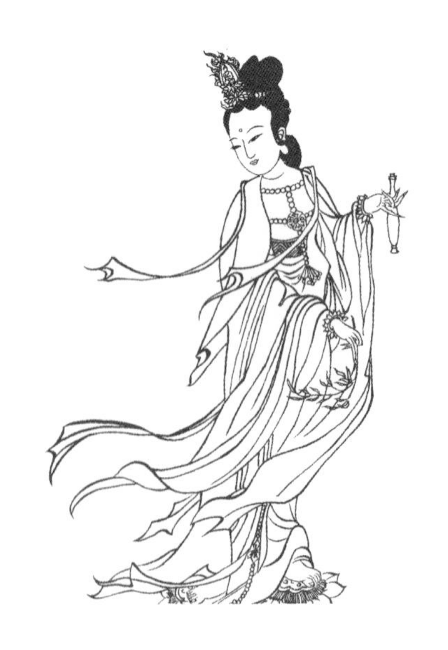

拾壹、如何練好防癌保健功

「氣功」的練法有：導引、吐納、胎息、行氣、服氣、靜坐、止觀、禪定等八大方法。有行功、站功、坐功、臥功四種方式。總結爲調身、調息、調心三種步驟。

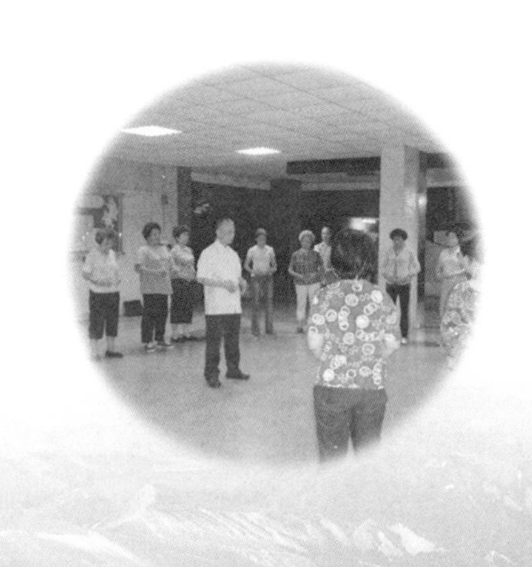

一、練好氣功先「認識氣功」

㈠練功是修身養性人，非武林誑人

氣功是一門深奧的科學，它含括有醫學、哲學、宗教學等廣大的範圍，它也是一個技術密集的工程。氣功不僅能治人體病，也能治人心病，氣功還是智力開發的方法。

古之頂尖偉人、聖賢、仙人等，如佛陀、老子、孔子、莊子、鍾離權、呂洞濱、王重陽、丘處機、王陽明、白居易、蘇東坡等都練氣功。

著名醫學家，如孫思邈、葛洪、張仲景、李時珍等都是氣功高手。

現代的科學家，如前中國科學院院長錢學森、臺大校長李嗣涔等也提倡氣功。所以現代科學家認爲，氣功不僅是預防醫學、治療醫學、康復醫學，而是未來醫學，即智力醫學，智力開發的敲門磚。

在知識經濟發展時代的衝擊下，日新月異的知識在爆發，沒有高度智慧，個人將會很快的落伍，被社會淘汰，國家將失去競爭力。所以未來的智力開發將要扮演重要角色。

㈡電影的跨大其詞，不可信以爲眞

未練過氣功的人，大部分都被武俠影片所迷惑，認爲練氣功都是練騰空而飛、入水不溺、入火不焚，力大可以斷木、一掌當關萬夫莫敵。此不知練氣功重點在保健養生，非學奇招異術。

在武俠片中，都將練氣的人，扮演爲成群結黨，喜歡打架，好做武林盟主的誑人。此不知練氣功是一種柔性的功夫，修身還要修心的悟道工作。

㈢在臺上表演的是武術氣功

很多人常被電視上或舞臺上的表演所迷惑，認爲練氣功就是練頭撞石碑、喉抵槍尖、折彎鐵棍、身躺釘床，並耐重壓、吞劍、吞燈管等，這些是武術氣功，力氣加特技，非一般的養生功法。

氣功有外練，有內練。外練功夫是練氣化力的功夫，表達在外的屬武術氣功。內練是精氣神的功夫。重點在培育體內新機能，或充實內氣以治病、保健、開慧，這種內在的功夫，除了自身的體驗外難上台表演。因此臺上表演的功夫，不是氣功的全部。

㈣神秘化的氣功，容易出問題

練氣功要放鬆，氣感好的人自然會動起來，這是氣機流動的關係，很正常的，不要有一點氣動就稱靈動，或有些人喜歡給人叩帽子稱某某神祇的降臨，有度世之天命，把思想搞歪了，容易進入幻想世界。想要身體健康，反而帶來精神苦惱。這是練功人該注意的普遍毛病。

㈤魔術化的氣功，是江湖行為

社會上有些人學幾招氣功動作，就自稱大師。為了取信他人，把魔術當氣功表演，隔空抓藥，或用一些化學物品蒙混，把化物貼在人的皮膚上發熱，能燃燒，表示他發功的力道強。有些故弄神秘把磷埋藏香爐，讓香爐發火，表示神奇，這是江湖行爲，有些用於詐財、騙色，讓氣功蒙羞，也降低了氣功的格調。

㈥氣功是內養功夫

氣功分武術氣功與養生氣功，養生氣功分有動作的動功，或靜坐氣功，實際上還有臥勢、行步、靜站的氣功。養生氣功姿勢簡單，動作緩慢，不過分刺激，不適合表演，是外氣內收的功夫，練久了自己體內起變化，僅供自己欣賞，他人難體會，如冬天飲冰水冷暖自知。養生氣功初者保健，深者怯病，延緩老化，上者可以長生久視，開發智慧，重建生命之結構，永得幸福人生。

二、氣功的「氣」及練法

氣功的「氣」，古代是這樣寫「炁」。「炁」是一種無形的能量，它不僅包括氧氣、陰離子之類有益身體的氣體而已，「氣」是指人體的內能，一般稱之爲「元氣」。

元氣是推動人體一切功能的作用力。如內臟的蠕動，身體的溫煦，營養的吸收，穢污的排放，氣血的循環，水液的氣化，身體的護衛等功能，以手攜、足履、眼視、耳聽、鼻嗅、舌味、言語、感覺、思慮、判斷等功能，都有賴元氣的作用。所以孔子說：「勿聽之以耳，聽之以心，勿聽之以心，而聽之以氣。」

「氣功」兩字是指氣功的鍛鍊。大家都知道，練氣功可以產生免疫力，事實上它是一種「生命力」，這個生命力目前尚無法用科學方法很具體的說明其內含，所以大家都知道氣功的存在，但尚未被正式納入科學。

「氣功」的練法有：導引、吐納、胎息、行氣、服氣、靜坐、止觀、禪定等八大方法。有行功、站功、坐功、臥功四種方式。總結為調身、調息、調心三種步驟。

三、立下決心，即刻行動

練好氣功最重要的是「下定決心，立即行動」。氣功不能光知道理論，而是要積極的行動，有句話說：「畫餅不能充飢，說食不飽。」癌症病人氣場低落，做事三心二意，拿不定主意，第一關要突破的是「決心」，自己的生命自己照顧，自己的痛苦自己解決，不要拖累家人。下定決心，就要立即行動，堅定的決心就是不要拖，邁出一步就是希望。

四、安排時間，順位在先

決心練功就得安排時間，而且要安排在第一順位，它就像吃飯一樣，要天天練，天天產生內分泌，增加免疫力。所謂：「一日練功，一日得功，十日不練一場空。」有功就有強盛的免疫力，就有抗癌的功能。

癌症者練功絕對不可當消遣一樣不受重視，要把練功排在工作、應酬或其他娛樂之前，堅決排除一切困難，堅決把它學好，必定成功。

再從功能上來說，一般保健最少每週練功一次，每次兩小時，而且要長久持續。

怯病的練功，則需要每天有一小時以上的練功，始能排除病氣。

再者，身上已經有癌症重病，必須每天鍛鍊2小時以上。身體虛者，可以分多次實施。這是經過多年來的經驗和統計的結果。

很多人因放療、化療，白血球降低、血小板降低，導致沒食慾時，身體虛弱，不想動者，更需要練功或補氣，才可快速恢復體能。

所以，把練功時間優先安排，天天練功是很重要的步驟。

五、跟著老師，不要離開團體

練好氣功有團體，容易提起興趣，不會懶惰。再者，有好的老師引導，進步快，治病效率高。況且在練功過程中，有許多身體的變化，是好是壞，該怎麼處理有個顧問。這樣練功，讓我們練的踏實、安心。越練越有趣，越練越快樂。

六、要有絕對的信心

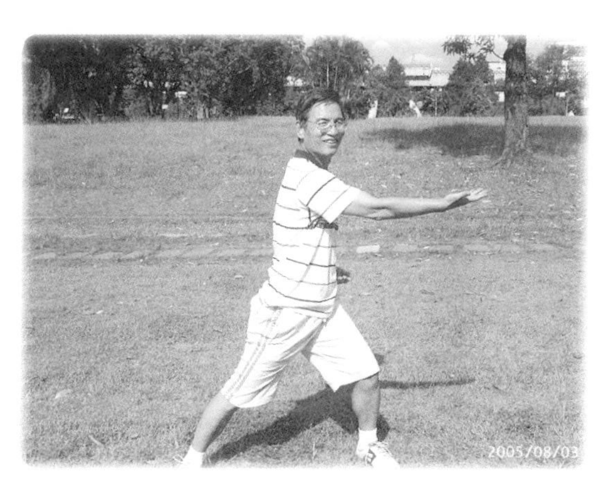

⑴相信氣功，是幾千年來修道家經驗累積的成果，有方法也有實際體驗的證明。近來也做很多科學實驗及人體自我體驗之證明，相信氣功可以產生內分泌，增加免疫力。

⑵相信我們的功法吸入多氧，可以抑制癌細胞活動。

⑶相信自己，只要別人能做的我也能，別人能治好的病，我也能。治好自己的病不拖累家人。

⑷相信老師的經驗、智慧足夠幫助我，引導我，修復體病，排除心病。是我們的信心，是我們的依靠。

七、誠心產生願力

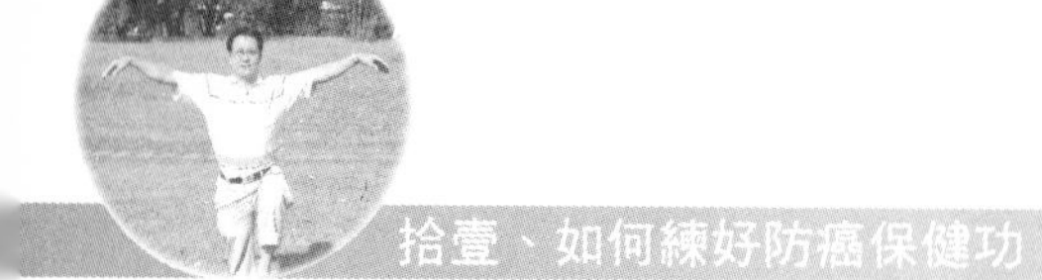

現在社會流行的一句話：「甘願做，歡喜受。」甘願做就是「誠心」，打從內心裡想救自己的生命，做起來不辛苦，越做越高興。最後練氣功變成一種享受。

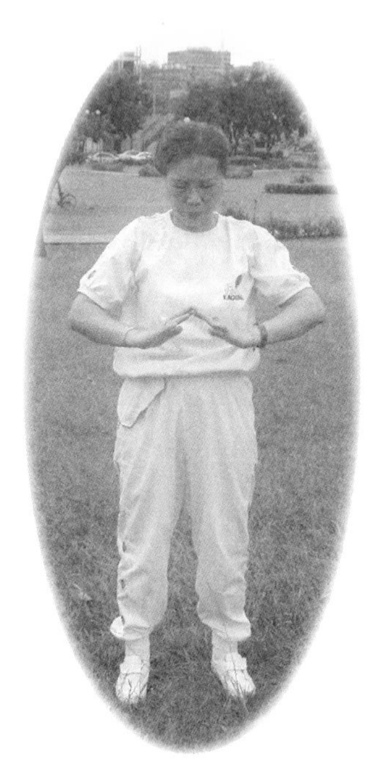

僅要有誠心，就會產生「願力」，有一種主動積極的力量，把練功當成生活的一部分，就已經產生抗癌的力量。經營生命的贏家。

八、虛心產生助力

虛心是拋棄自己的成見，全然接受老師的指導，就像倒空的杯子，才能裝入新的茶。有些人在社會上地位高，事業有成，學問淵博，老用自己的意識操作，不易得到竅門。因爲練功與做學問、做事業完全相反，所謂「爲學日增，爲道日損。」學習知識要每日累積，學習宇宙大道要

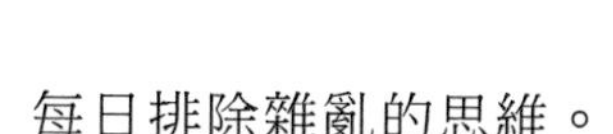
每日排除雜亂的思維。

有些人學功，常執著以前所學的一點不完整的常識，書上看來的一些一知半解的功夫，不懂得尊敬老師，懷疑氣功，這樣不會產生信心，可能半途而廢，永遠也學不好。

九、恆心產生功果

氣功並不難練，難的是恆心，氣功治病的原理，是從自身產生免疫力。正氣充足，病氣自然排除。

有些人很喜歡追逐流行，繳納一些金錢代表在學氣功，但當他眞正開始鍛鍊竟然東拖西拖的沒時間。有些人練功沒有經費，卻常去國外旅遊，因爲重視享受，忽略健康。有些人遲到早退，不把它當作一回事，沾醬油式的學習。不用心，不敬業，不誠意，當然談不上獲得什麼功果。

練氣功就是要堅持，像吃飯一樣，天天吃，長久的吃才能維持生命存在。俗話說：「有心練功，久必見功。」

凡是主動追求的，就有好的功果。因人體隨時都在消耗能量，必須補充，所以人一天吃好幾餐來補充固體能量，喝很多水補充液體能量，不停的呼吸交換氣體能量。因此鍊氣功如吃飯不能停，每天都要鍊。所以俗話說：「一日練功一日功，十日不鍊一場空。」十日不練體內儲存的能量就會下降，尤其四十歲以後的中老年人。消化功能衰弱，自體儲存的能量日漸不足，更需要每日鍛鍊，尤其是生重病的人，更必須天天練，天天產生內分泌，不可間斷。

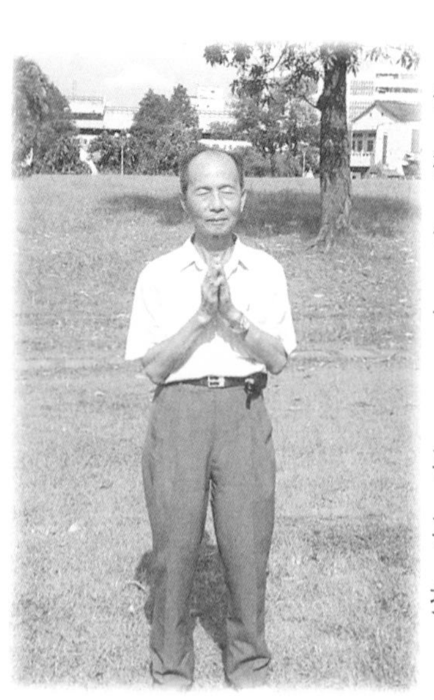

坊間有很多學氣功的，僅僅學習動作、招式，就認為他得到了功夫。這就大錯特錯，何謂功夫？就是練功要練到身上產生功能，才叫功夫。

練功練到深處，對內產生喜悅、解脫？對外產生慈悲、喜捨，這就是功德，不是捐款換取的福德。

拾貳、練氣功應注意事項

每天勤練，功夫進步快，可能一週、一個月就感受到身體痠痛等現象，表示功夫產生效能，開始牽動到經絡、臟腑，所以要堅持下去，才能暢通經絡，深入臟腑。臟腑運作正常，即健康的保證。

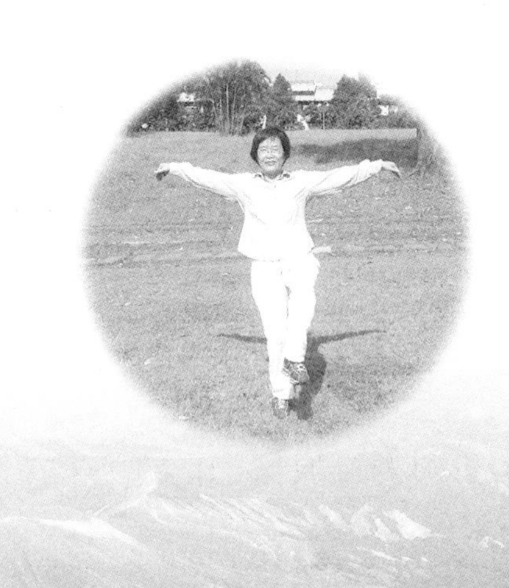

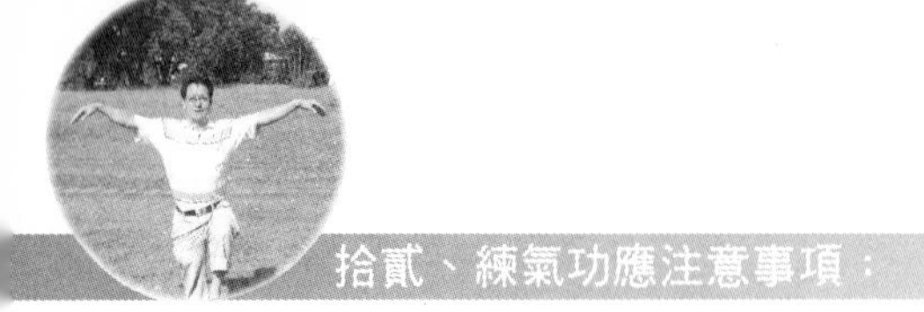

1.練功時衣物要寬鬆，身上最好不帶其他沉重物品，讓全身盡情舒暢。

2.練功最好在空曠或空氣流通的地方，但不可貪圖涼快，在風口處練功，在家電扇、冷氣不可直接吹。

3.雷雨、閃電、天氣急劇變化時不宜練靜功，以免受到驚嚇。

4.酒後不練功，飯後半小時內不練功，飢餓時暫不練功。

5.婦女月經期，經量過多者，暫停練功。

6.發高燒、大出血、急性病者不練功，有精神不正常者不宜練功。

7.大悲、大喜、大怒，情緒不穩時，不宜練功。

8.練功期間，宜節慾保精，持盈保泰。

9.有病練功，原用藥物不必停止，待功效明顯之後再酌量減少。

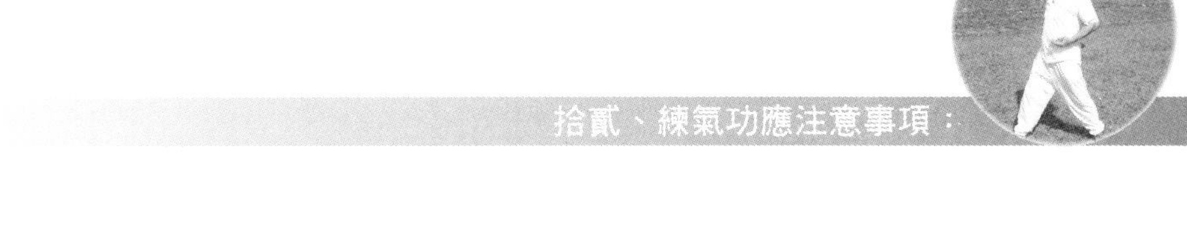

10.練功要記得收功，將內氣收歸丹田，使機體由氣功態恢復到常態。

11.練功期間，注意飲食，適量增加營養，或佐以藥膳，切忌冰涼、過於辛辣食物。

12.每天勤練，功夫進步快，可能一週、一個月就感受到身體痠痛等現象，表示功夫產生效能，開始牽動到經絡、臟腑，所以要堅持下去，才能暢通經絡，深入臟腑。臟腑運作正常，即健康的保證。

13.練功中，如果出現幻覺、幻聽、幻景，不可追求也不必心慌，身體任何變化可與老師討論。

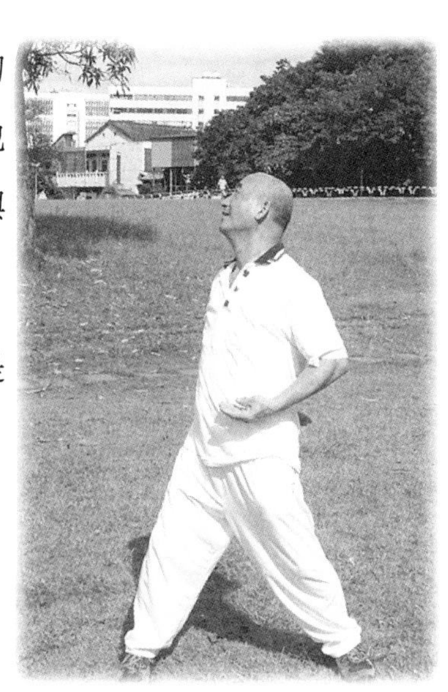

14.練功要常喝水，水是生命。練功時身體產生變化，需要大量的水，要常喝水。

拾參、練功的效應

練功後全身暖熱或微汗，是氣血暢通的現象，表示練功已經將體內熱能啓動，如在病造位置發熱就是正在治療，溶解積聚穢物。

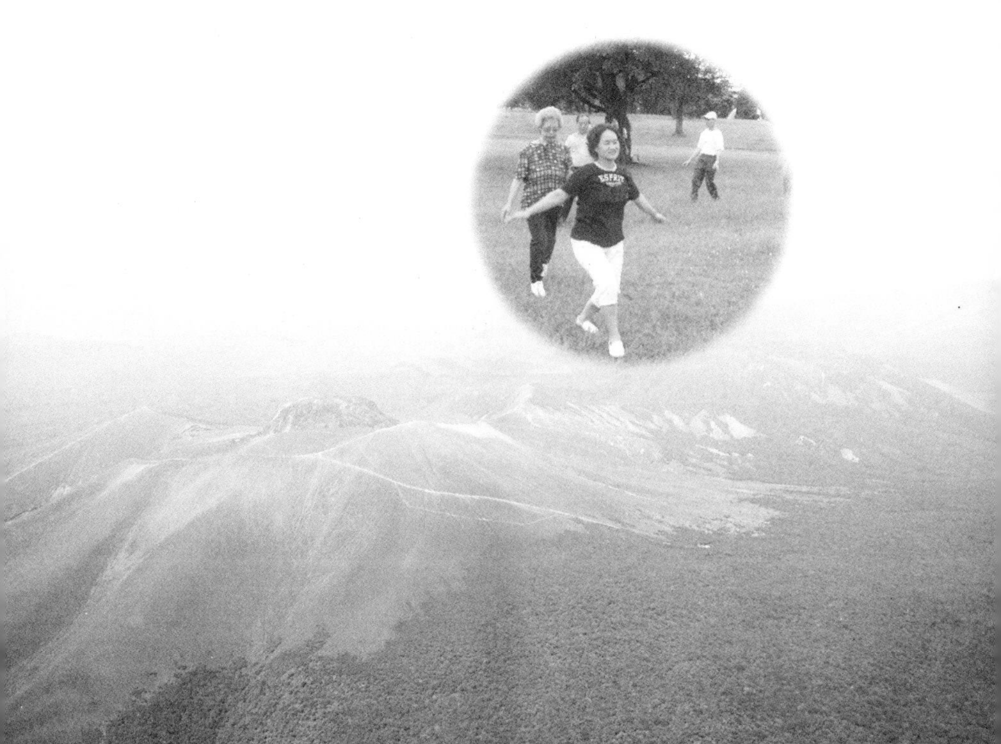

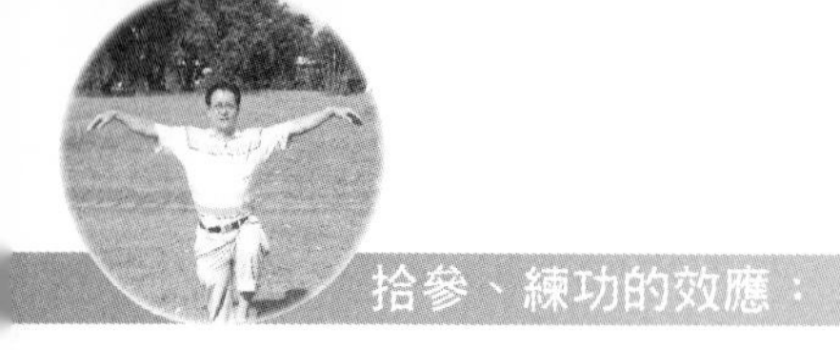

從練功原理上說，練功就是要疏通經絡，讓在體內運轉的氣血暢通無阻。疏通經絡必須搖動筋骨，所以伸筋拔骨是必須的動作。伸筋拔骨對剛入門的學員會產生痠痛，這是非常正常的反應，如繼續每天鍛鍊，一般人大概一個月的辛苦就會正常，不用害怕。

以後每牽動一條經絡，或每深入一層，從皮、肉、筋、膜、骨、髓，一層一層都會有新反應的，這是得功現象應該祝賀，不必擔心。

當每天不斷練功第一週，筋骨、內臟被牽動而感到痠痛、瘙癢，這就表示找到該治療的位置，並且體內穢污積聚的地方開始鬆動，產生變化，根器好的人可能第一堂課就能感受得到，有些是因病灶結構堅固或比較深層，需要較長時間的鍛鍊，或因每個人體質不同，敏感度不一樣，練功到達一個程度後，身體才開始感到反應。

尤其對氣功的信任程度，虔誠度愈高，愈容易放鬆得氣，放鬆者得氣快反應早，所以說：「心誠則靈。」

一般練功反應的情形大約可分四類：一是特別敏感的

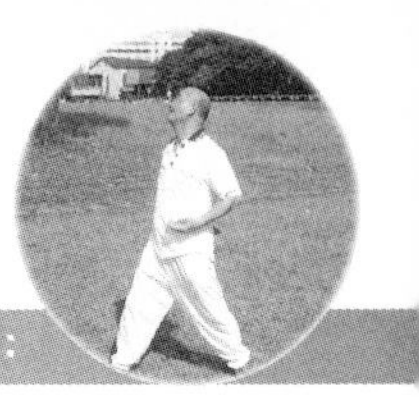

人約佔10%。二是敏感的人約佔40%。三是普通敏感的人約佔40%。四是不敏感的人約佔10%。

特別敏感的人容易入靜而得氣，敏感的人稍加導引也能入靜得氣，普通敏感的人必須經過一些時間鍛鍊，才能放鬆入靜，不敏感的人必須經過長時間的磨練，達到他心中產生「甘願做，歡喜受」，才能放鬆入靜。

一般來說，婦女、小孩或虔誠的宗教徒、藝術家等比較敏感，容易進入氣功態，生活緊張的商人或社會地位高、學問淵博、頑固執著、高傲的人，需要經過一段時間才能適應、放鬆，入靜得氣。

練功後反應的情況，稱爲練功信息，練功信息有：

㈠初級階段常出現的信息是：熱、涼、脹、麻、痠、痛、沉、癢、跳動、針刺感

1.熱：練功後全身暖熱或微汗，是氣血暢通的現象，表示練功已經將體內熱能啓動，如在病造位置發熱就是正在治療，溶解積聚穢物。

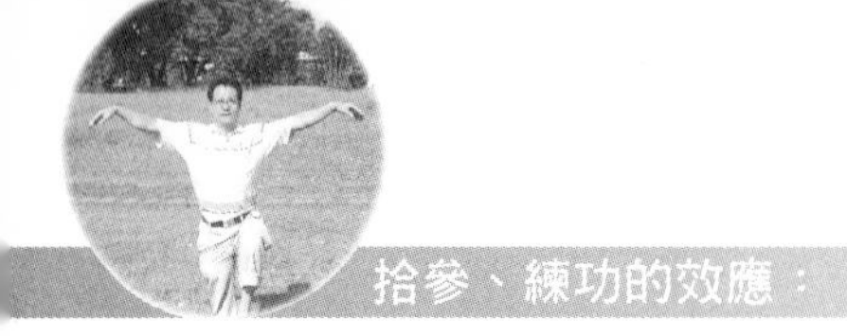

2.**涼**：練功後在印堂、軀體、四肢，出現涼氣或涼風吹拂感，是經絡已被打通，排出體內積存的寒涼之氣。

3.**麻**：練功後最容易出現的是手腳有電麻感，這是神經系統正在暢通之表現。

4.**脹**：練功後頭部、手腳有膨脹感，是正在化解血淤流動不暢的部位，或有些部位麻、脹同時出現，即正在疏通。

5.**痠**：練功後腰背或耳後區域出現痠緊，是氣血或體液還受到阻礙，流動不良之現象，必須加緊練功。

6.**痛**：練功後出現局部疼痛，是因氣血嚴重受阻，受到內氣衝擊，尚未化解，所謂：「不通則痛。」加緊練功，待氣通暢，疼痛就會消失。

7.**沉**：練功中覺得四肢或身軀沉重，是氣、血、神經高度受阻呈現的現象，要多練動功。

8.**癢**：練功後皮膚出現搔癢，因皮膚表層有風，是細微經絡欠通，正在排除現象。

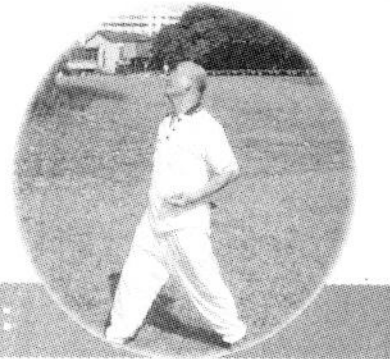

9.**跳動感**：練功後經常發現眼睛、臉部或身體某些部位有跳動感，是局部積聚的風邪受到內氣衝擊，正在改善現象。

10.**針刺感**：練功人，常在無意間出現像針尖插入一樣，瞬間而來，瞬間而去，有時在眼睛，有時在腿部，是微細經絡正在被打通，改善現象。

㈡中級信息有：旋轉、流動、亮光、色

1.**旋轉**：練功中能夠體會到氣場的旋轉狀態。

2.**流動**：練功中能夠體會到氣血流動現象。

3.**亮光**：練功中感覺到額頭出現亮光。

4.**顏色**：練功中閉眼，眼前出現有顏色的光點或光團。

㈢高級信息有：形象、字畫、傳神秘

1.**形象**：練功中腦內出現圖像如眞實一樣。

2.**字畫**：練功中腦內出現字或畫，傳遞一些信息。

3.**傳神秘**：練功中傳遞一些奇妙現象。

拾肆、練氣功心得

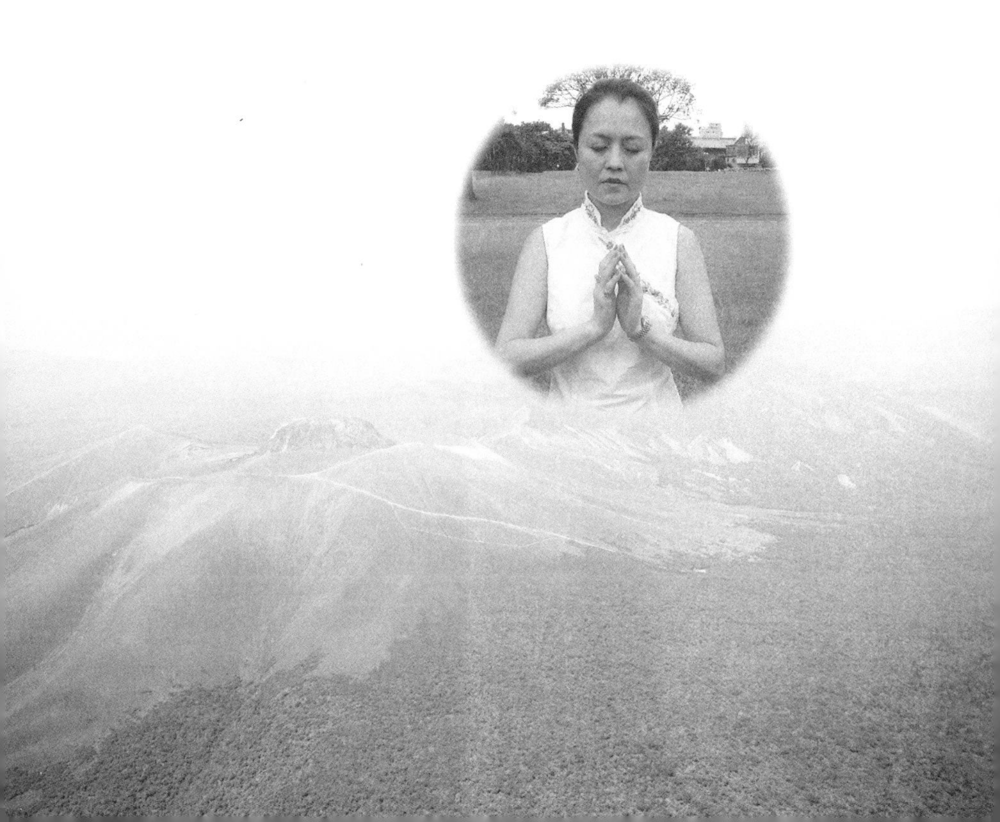

1.康進益（舒解壓力，改善睡眠）

我對氣功只在媒體上得知一點皮毛知識，沒有機會去實際接觸，很難得陳老師有心推動「般若防癌保健功」的訓練，三個月來才眞正感受到氣功的好處。

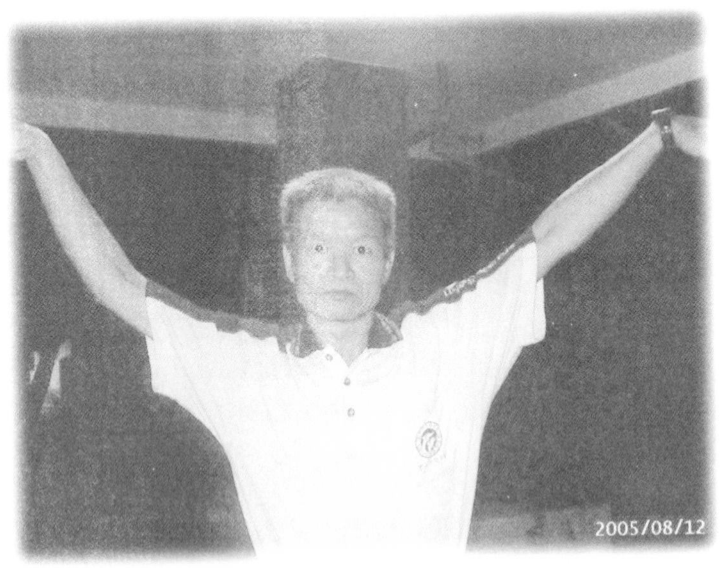

(1)**在生理方面即身體層次**，每次練到最後靜站放鬆入靜時，兩手掌感覺麻、脹，有時好像兩手消失，這可能就像老師所說，經絡暢通吧！

(2)**在心理方面即精神上**，感覺很明顯，碰到事情煩躁時，或覺得壓力時，就閉眼意念集中，身體放鬆後，就覺得身體輕鬆、心平氣和。

⑶**練氣功改善我的睡眠**，我躺在床上，僅要意念集中，身體放鬆，就自然入睡。

以上是我三個月來學習氣功心得，與全體同修共勉。

2.連麗華（「多氯聯苯」受害者，也能改善體質）

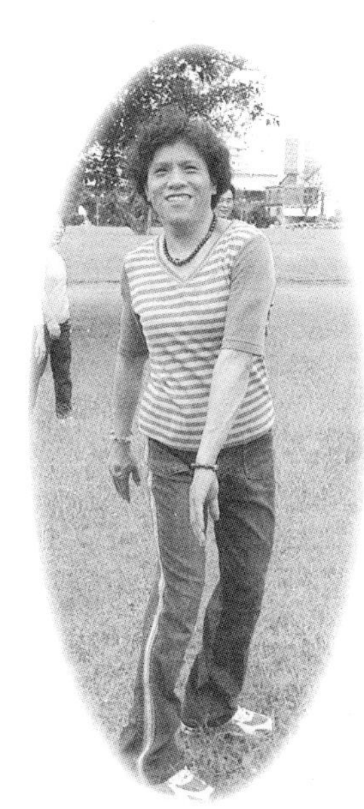

我是10多年前「多氯聯苯」受害者，以前身體有氣無力，平時每天到孔廟練外丹功，都沒什麼感覺，沒想到練此「般若防癌保健氣功」，效果那麼快速又強烈。

我六月底開始加入般若防癌保健功的學習，至今三個月，第一天參加練「般若防癌保健功」的學習，進行天地灌頂時，就從腳底發熱，熱到肩胛骨，身體前後晃動，回家30分鐘後洗澡，1小時後11點睡覺，半夜3點全身熱汗

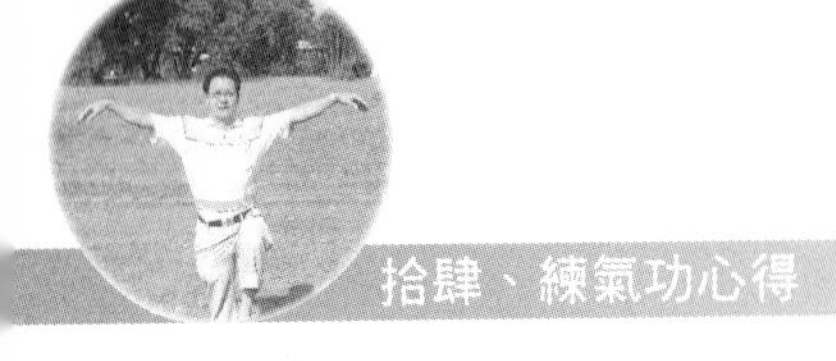

直流，筋骨痠痛，隔天一早起床，全身很熱，一直流汗，一直喝水，如此持續兩小時之久。

第二次練功，收元神時，感覺心跳加快，並且一直打嗝，第三次練功、第四次練功都有進步。第十次練功時發現臉上的黑色素變淡了，尤其黑眼圈消失的更明顯。

其實我曾經做過身體檢查，五臟六腑都有狀況，鍛鍊般若防癌保健功，讓我得到信心，眞是遇到貴人。在此特別感謝陳老師的指導，並希望同修們好好把握良機。

3.陳玉美（低血壓升高了）

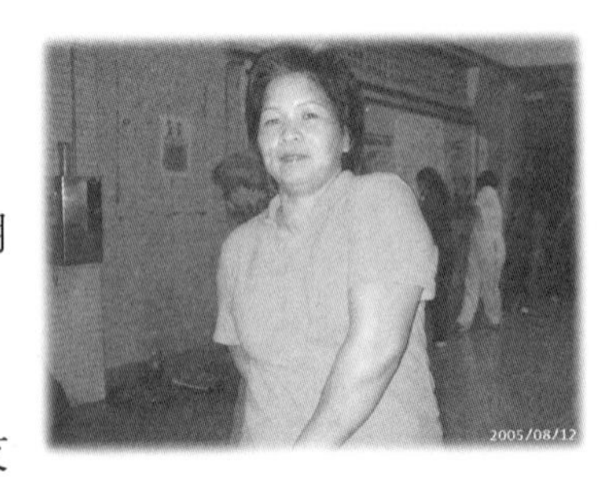

學習氣功已經半年了，一想到學氣功心裡就快樂，可以練功還可以認識許多朋友。

在這半年裡，很多朋友都說：「妳沒以前那麼胖了。」因爲我很胖，一聽這句話就高興。然而最大的收穫是我的血壓問題，練功之前我的血壓偏低，收縮壓85～90，最近較正常上升到100～105左右。因此比較少出現頭昏現象。另外在學習過程中也常出現皮膚搔癢、腳痛等現象。這就是我半年來的練「般若防癌保健功」的心得。感謝陳老師的指導。

4.張昭美（高血壓降低了）

我的腳底常覺很麻、很重，經陳老師指導教我們 般若防癌保健功之後，好像忘了腳底的麻、重感。

還有一個值得高興的事，我每天睡覺前都量血壓，低

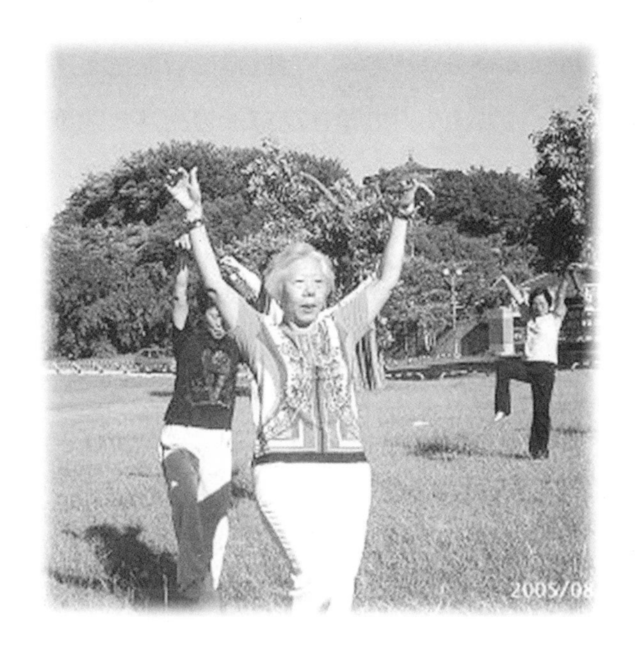

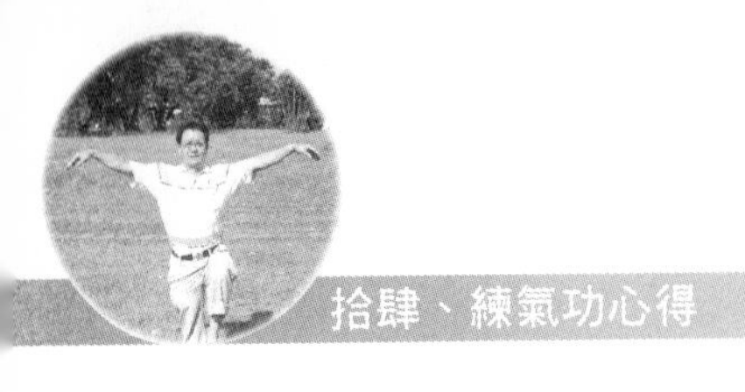

的部分（舒張壓）太高90～95，每次練功後就降低到80，所以我對練「般若防癌保健氣功」非常有信心，越練越有興趣，從開始到現在六個月沒有缺席，更感謝老師耐心的指導。

5.曾秀蓮（不出汗的人，流汗了）

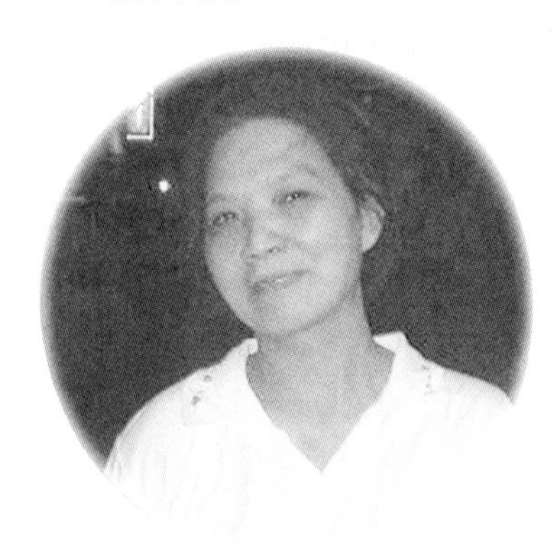

我平常在一個宗教團體學習及活動已經八年。初看到「般若養生功」的名稱，以爲是一般靜坐不想參加，而每天看大哥、大嫂練習，又是站著的一些練外氣的動作，後來在大哥的奉勸下才勉強加入他們的行列，直到進入課堂才知道，這是一個太虛大師一脈相傳，很直接的佛教功法，強調練能量、開智慧、轉命運。

沒想到平時不流汗的我，第一次練功10分鐘左右就滿頭大汗，到後來做「天地灌頂」時，背部冒出冷氣向外排。

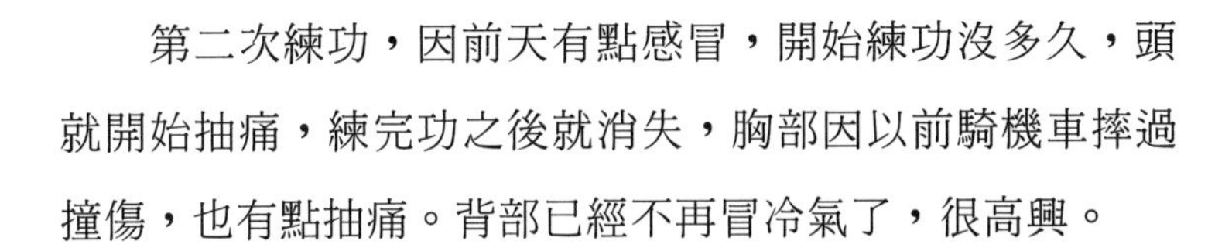

第二次練功，因前天有點感冒，開始練功沒多久，頭就開始抽痛，練完功之後就消失，胸部因以前騎機車摔過撞傷，也有點抽痛。背部已經不再冒冷氣了，很高興。

第四次之後，每次練功都按陳老師的指導，從頭往下放鬆到腳底，到第七次我的頭部、胸部、腹部、雙手、雙腳幾乎都不存在，消失的感覺，同時腳底好像與大地融爲一體。

第八、九次練「天地灌頂」，腳底三分之一無法消失，乃將意念轉守丹田，即全身前後擺動，感覺氣通腳底。

第十、十一次練功，感覺有氣從頭頂灌到腳底，充滿全身，下課之後雙手毛孔都在冒冷汗，回家之後連續好幾天，腳底整天都熱熱的，很舒服。

在此感謝大哥、大嫂的催促，更感謝老師無言的奉獻，希望同修們好好把握良機。

6.姚嬌嬌（涼性的體質，體溫升高了）

我本來身體較虛弱，屬涼性體質，練「般若防癌保健氣功」兩個月之後，體溫升高，每天感覺皮膚燙燙的，

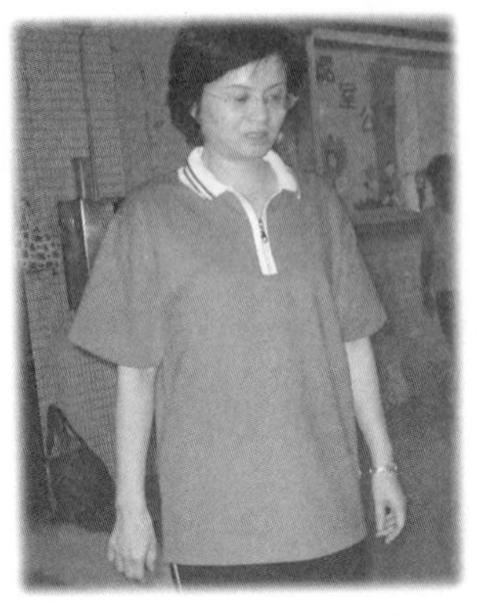

臉部、手部皮膚有點癢。

第三個月，耳朵、臉頰、大腿、腳底都像有針在刺，閃電似的來，又閃電似的消失。最明顯的是耳朵，原以爲火氣大引起，結果兩三天就消失。

另外最大收穫是每天困擾我的肩膀、脖子僵硬、痠痛，最近好像沒有了，顯然有很大改善。謝謝老師認眞的帶領。

7.莊閔（改善腸胃）

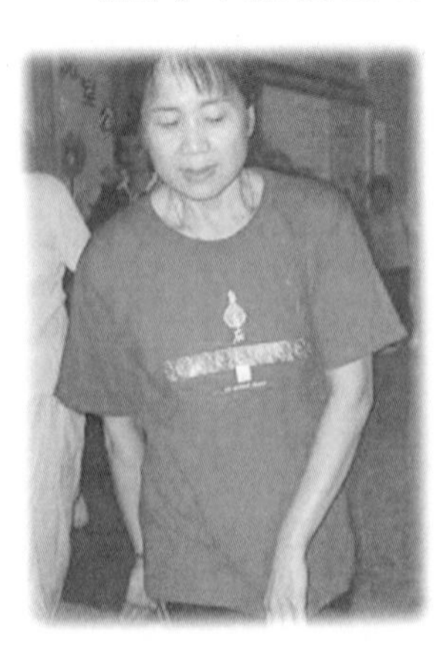

「要活就要動」，這是近年來流行的語言，我抱持健康身體的理念參加氣功班，不但練功還認識幾位好友成莫逆之交。幾個月的練功對我的腸胃方面有很大改善，以前胃氣往上沖，現在是往下排。感恩萬分老師不辭辛勞的指導，希望這

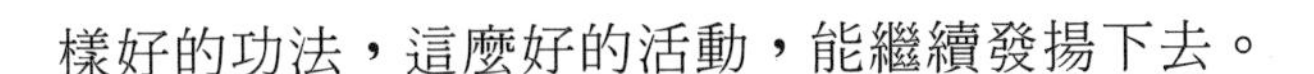

樣好的功法，這麼好的活動，能繼續發揚下去。

8.黃欣（改善腰痠背痛）

我身體不是很好，很想學氣功，又怕難學，學不好，練「般若防癌保健氣功」，動作簡單，加上吸、吸、呼，納氣、吐氣而已，幾個月之間，竟然讓我難過的腰痠背痛改善許多。

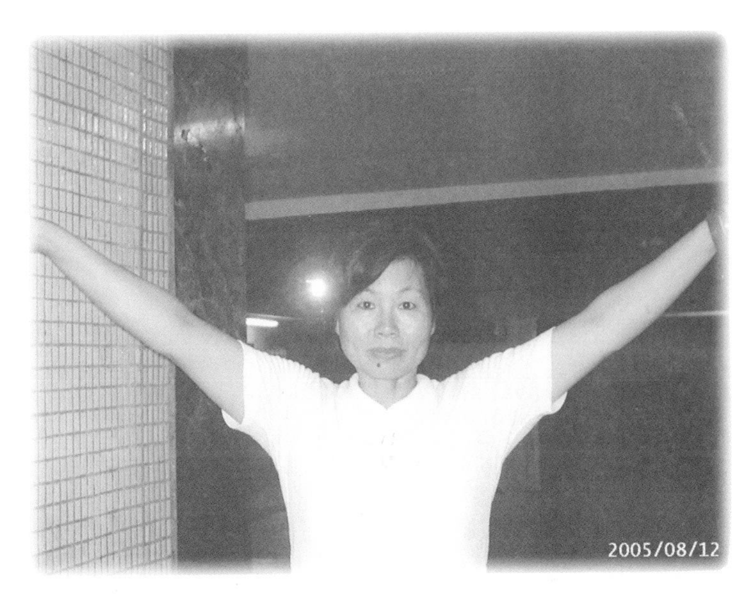

老師教我們不但要修身還要修心，心是快樂與痛苦的來源。除了練功外，在這裡認識不少朋友，好像又踏出另

一個生活圈。實在很高興與大家一起練功。

9.李織仔（腰痠沒了）

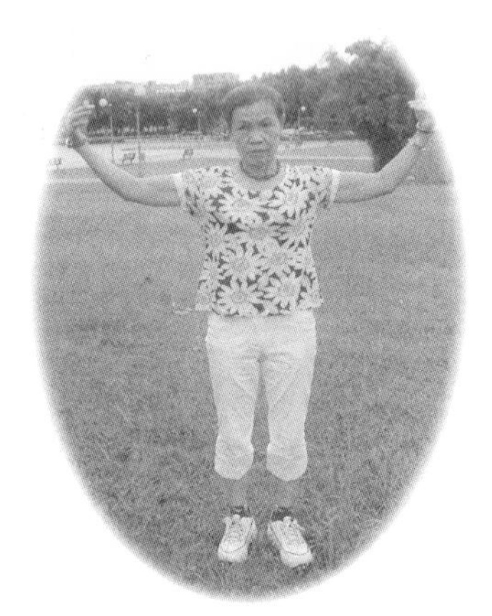

以前都生活在家庭的小圈圈，沒想到參加「般若防癌保健氣功」學習，好像進入一個和藹可親的大家庭，老師的笑容，同學的親切，一想到練氣功，連作夢都會笑。

我以前從不逛街，因為腰會痠，膝蓋會痛。練功六個月後，不一樣了，每個禮拜天都要約我妹妹去士林逛，而且一逛就是大半天，回家後也不覺得哪裡會痛，真的太棒了！感謝陳老師的指導以及同學的鼓勵。

10.劉惠芩（五十肩好了）

你看我的手舉起來了！原來五十肩的我，左手臂僅能舉45度，現在能舉得高高的，你知道嗎？這一年多來，看過多少醫生，打針、吃藥，醫生也常吩咐要多運動，但自已就是不知道怎麼動，甚至動兩下就覺得痠痛而停止，學「般若防癌保健氣功」有個好處，有方法，有步驟，在老師的帶領下，練功並不覺得辛苦，每週練一次功，都覺很愉快，手臂的病也不知何時好了，練功已經是我的最愛，每週六不去練功好像怪怪的缺少了什麼？

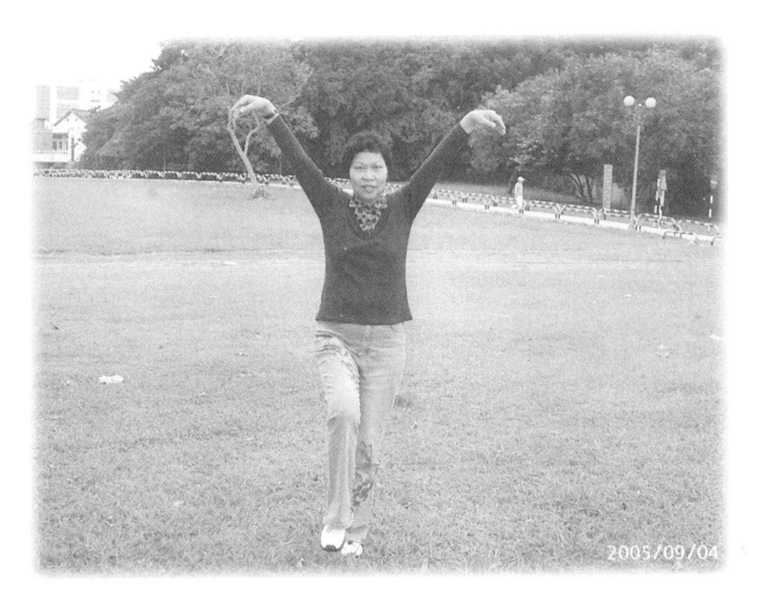

11.陳玉眞（初嘗灌頂之妙，並排除宿便之一樂）

練「般若防癌保健氣功」，我最喜歡的是「合掌感恩收元神」，所以每天早晚都練約30分鐘，一週後，原來常

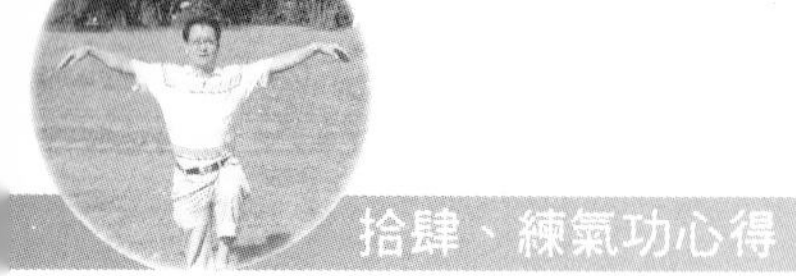

便秘的我，竟然一天排便三次。

有一次老師帶我們練「天地灌頂」時，一氣從頭頂灌到腳底，實在太妙，此生難逢，卻被我享受到了。那一天灌完頂，回家就睡，到早上醒來時滿身大汗，腳底有氣在通，有點刺痛，非常快樂，感謝老師的辛苦與用心指導。

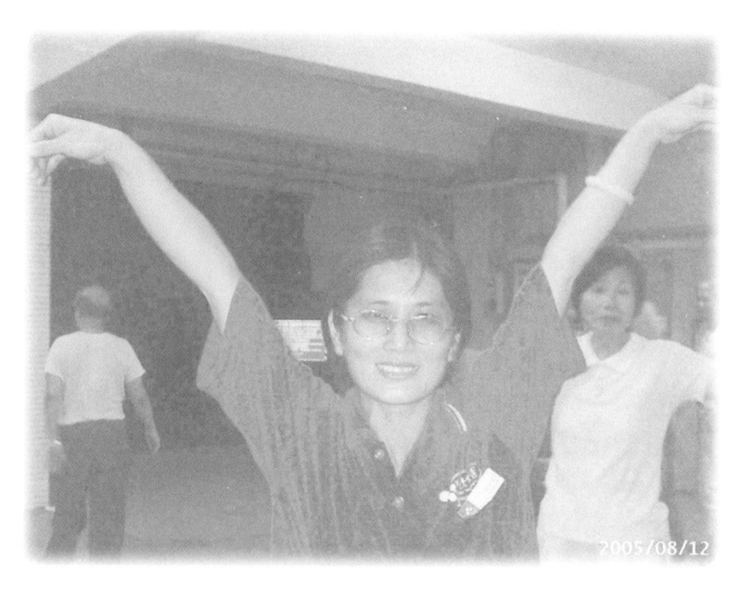

12.梁清女（改善眼疾，少吃藥）

我未練過氣功，四月初因隔壁鄰居的邀請，參加「般若防癌保健功」的訓練，至今五個月，每週練一次，後來每週又增加一次。

我因青光眼開過兩次刀，學功動作也不標準，但練到兩個多月，第10次開治覺得眼睛比較輕鬆，內服的藥開始沒吃，外點藥也少用。

練到第20次時，右手感覺有氣在內蛇行，鑽來鑽去。另外每做第六個動作，搓手摀眼睛，就覺特別舒服。

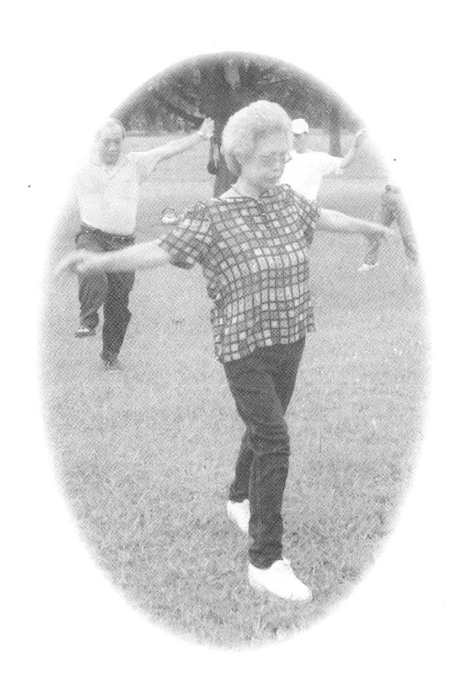

13.王素眞（改善舊病）

學「般若防癌保健氣功」，起初常覺得左手掌有氣在動的感覺，以後又發現頭皮很癢，不敢用手抓，輕輕的拍，經過一段時日之後就不知不覺消失了。

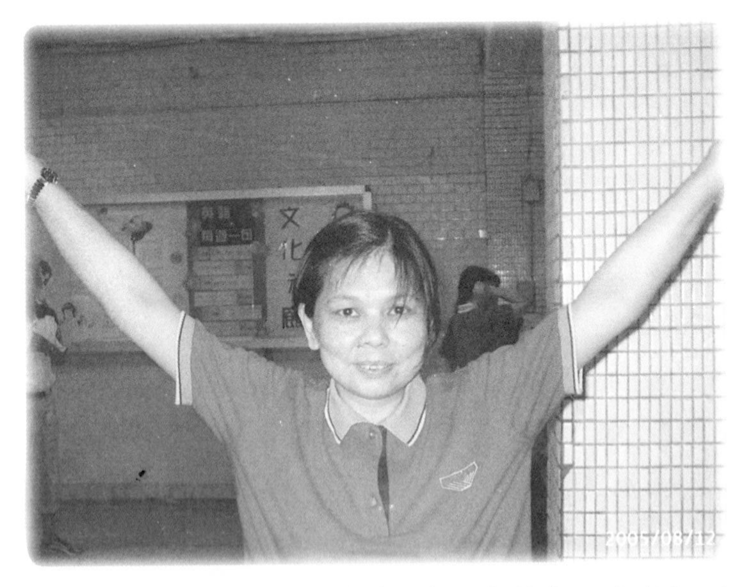

我的胸口曾經撞傷，練功不久又復發痛了兩三天，之後慢慢不再感覺疼痛。

我有眼疾，平時眼睛很不舒服，練功後偶爾會刺痛，現在已經好很多了，而身體變得很輕鬆，精神改善很多，感謝陳老師的指導。

14.陳素鳳（腹內氣動）

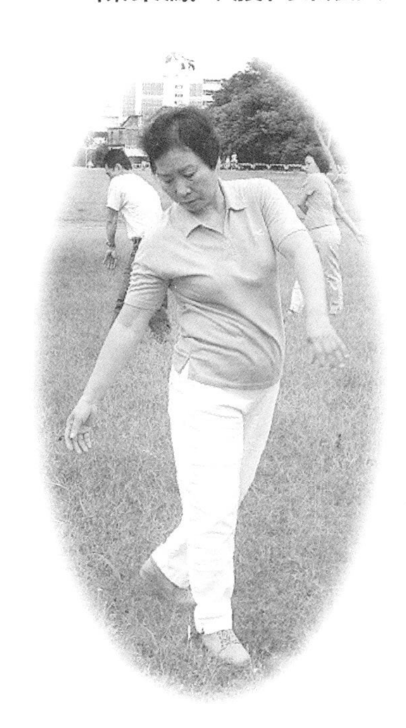

我常運動、跳舞，雖然很舒服，但是練「般若防癌保健氣功」時覺得很奇怪，每次練完功靜站時，肚子就像有胎動的感覺，練功至今五個月，覺得上半身開始發癢，正如老師所說的正在排除風寒邪氣。眞感謝陳老師的慈悲，教我們這麼好的功法。

15.曾秋月（改善麻木舊病）

我本來腳趾麻木沒什麼知覺，已經兩年多了，四月初參加練「般若防癌保健功」之後三個月，開始眼睛有刺痛感，接著腳板、腳底開始有點痛，最近兩個月感覺腳趾也有些刺痛，並有氣在竄流的感覺。

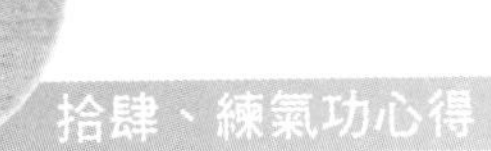

非常感謝陳老師教導此功法，眞是福報，我會繼續努力學習，也希望更多人能共享這麼好的功法。

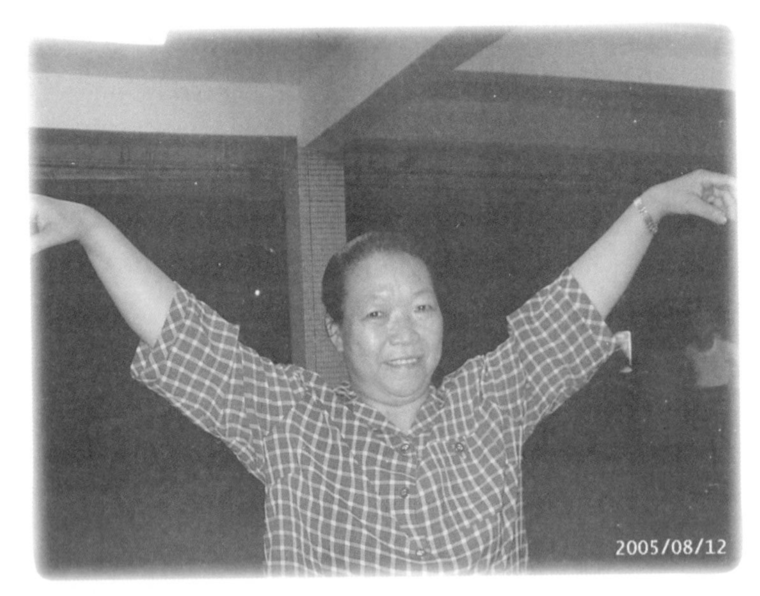

16.鄭銀釵（頭髮變黑而油光）

我本來就常練功，不過最近這六個月改練「般若防癌保健功」，無意間有許多朋友都說我有點紅黑的頭髮變黑了，自己照鏡細看，確實有變黑，而且有點油光。沒想到「般若防癌保健功」新的功法效果那麼好。眞的太高興了。

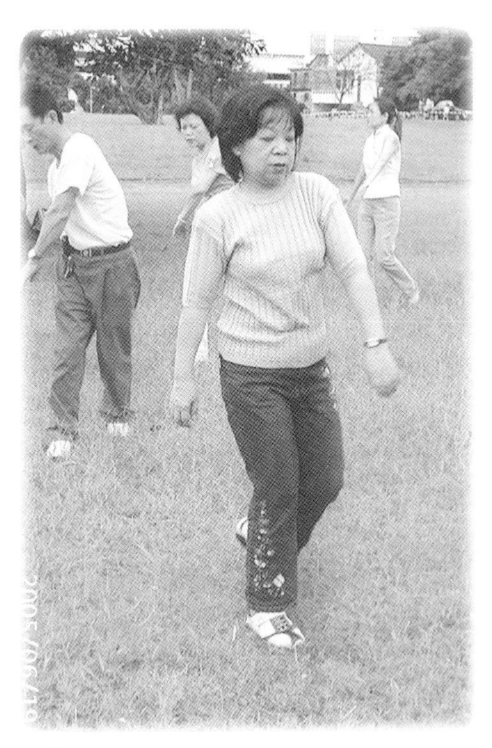

17.潘清桃（改善老毛病）

我的脊椎曾經受傷常感到痠痛，五月底參加「般若防癌保健功」學習，雖然我的動作不是很正確，身體還是有很大的變化。

⑴開始手會脹、麻，眼皮會跳動，背部有涼涼的氣排

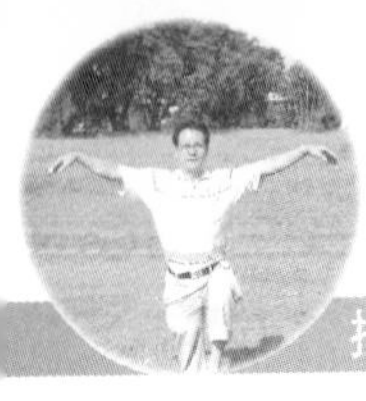

出。

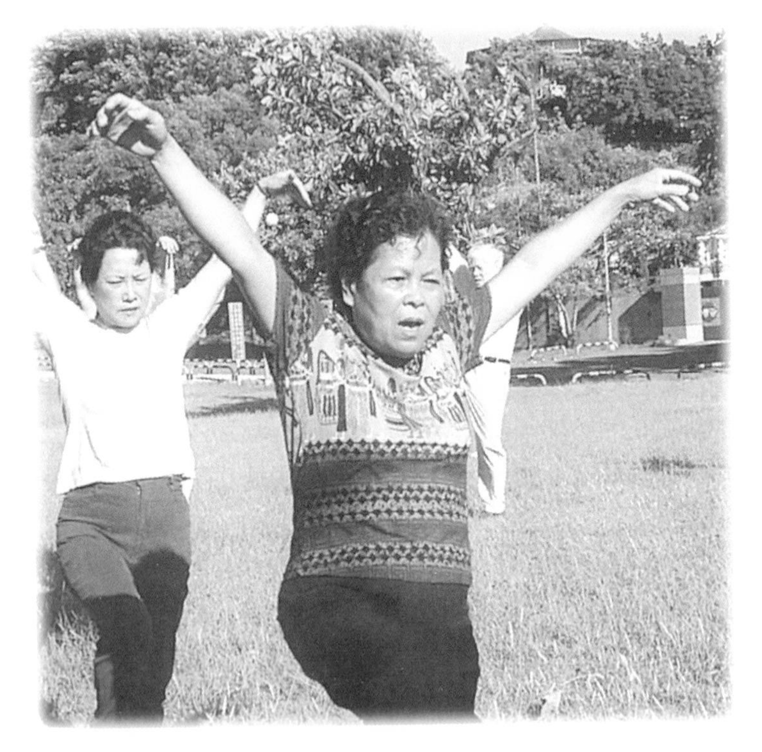

⑵後來練動功時全身發熱。

⑶做靜功時上身和兩手都上下抖動，有時兩手之間像有圓形的氣球在轉動。

⑷我的左腳中趾有雞眼，常覺有氣咻咻來回流竄，並

覺得有點痛。非常感謝陳老師的教導和同修們的關心。

18.曾峰坤（終於體會到氣感）

我一向對氣功不敏感，以前很多人為我發氣，別人都有感覺，唯我獨無。五月中旬，我太太要我參加「般若防癌保健功」的學習，一個月後即六月底，老師帶功進行天地灌頂時，兩手就感覺有氣在蠢動，10根手指都有氣流動。再來就是練完此功之後全身很舒服。

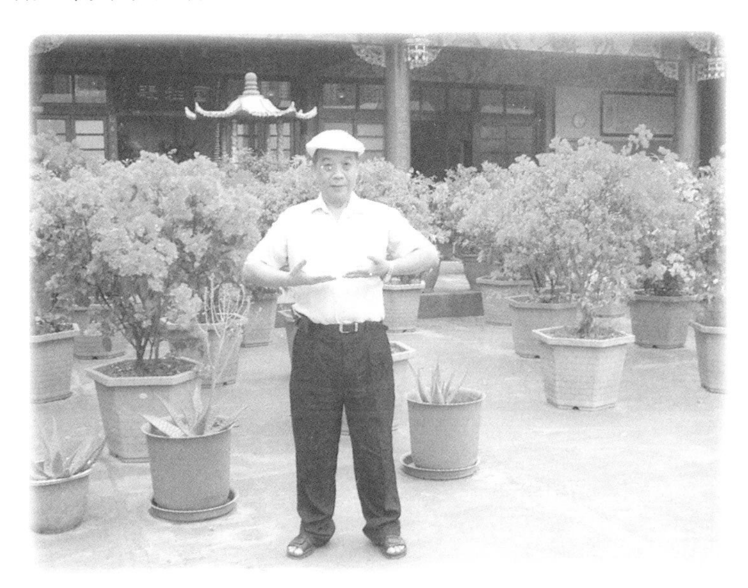

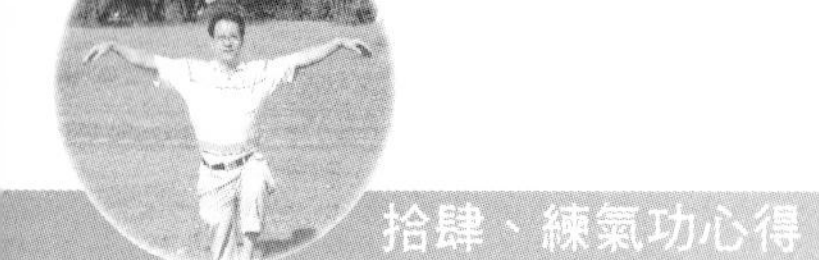

19.李俊英（無病強身精神爽）

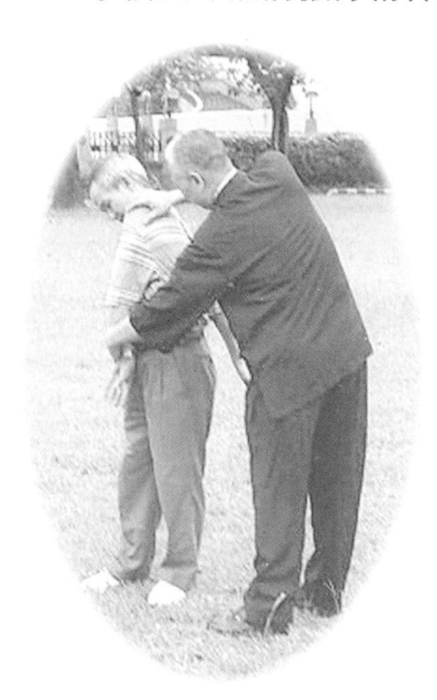

我從來不知道什麼是氣功，雖然年紀較大，身體還好，練「般若防癌保健氣功」之後，神清氣爽，越練越喜歡，所以從不缺課。

感謝老師的指導，希望下次有更好的心得向大家報告。謝謝大家。

20.駱富子（練完功精神百倍）

我每天都會運動，身體還好，不過冥冥之中似乎註定，當聽到「般若禪功」就想學，而且覺得時間過的很快，三個月轉眼就過去了。練三個月的「般若防癌保健氣功」，每次練完功都精神百倍，實在太舒服了，但願老師能繼續指導，長久練下去。謝謝老師及同修們共同勉勵。

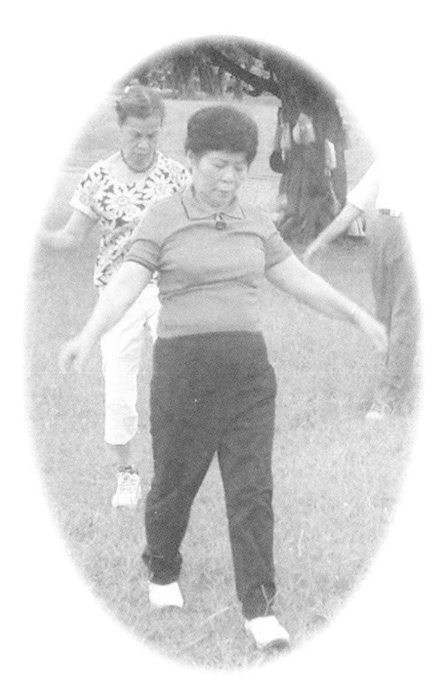

21.黃敏捷（禪修、開智，心得多）

我從高中、大學時代對瑜珈、啓靈、靜坐、氣功等玄理早有興趣，曾研習過三種靜坐門派。開始工作之後，對於靜坐之興趣未減，然因未能習得其中眞諦，又因工作忙碌，靜坐之事幾已荒廢近二十年。四年前接觸「般若禪功」，由於老師把功法化繁爲簡，步步落實，有方法，有步驟。理念上平常化、生活化，沒有宗教的繁複禮節，可以學的很輕鬆、很自在。至今持續四年時間。在此有許多身體的變化、心境的轉變，以及生活上、功法上之體會，

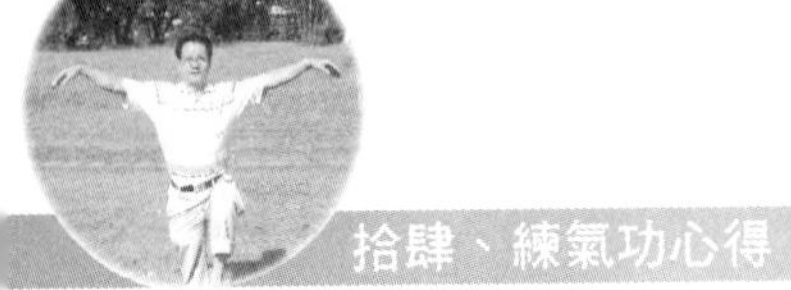

提供同修參考。

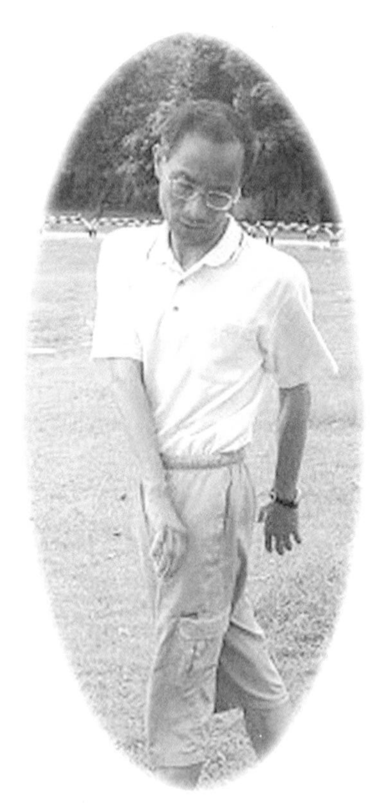

第一年：禪坐初期，老師特別強調「動靜均衡」。學習重點是基本坐姿——蓮花坐。

每週三晚上共修，坐靜之前持誦心經，平穩情緒，再做動功或拉筋。本人平時在家也常利用早晚零星時間、週末時間，自行練習，久而久之，產生了一些成績。如盤腿方面，不到三個月就可以做到雙盤坐，而且持續半小時以上。這是以前學過幾種功法中從未有的成就，以前單盤能持續十分鐘就覺得很好了，更別說坐得輕鬆、自在！

在雙盤之後，老師要求：「腰桿挺直，含胸拔背，只要姿態正確，容易通督脈，內氣走正了，禪坐就會漸覺得自然輕鬆。」

雙盤坐約三個月之後，每次打坐放於胸前之雙手，開始有前後、上下晃動。老師說：「這是禪坐的過程產生八觸，動、癢、涼、熱、輕、重、澀、滑的現象之一。」因而增加不少信心。

第二年：持續學習禪坐，並講解一些氣功原理。

過去學習靜坐，並不知如何收心？意念放在何處？以致無所適從。然而，經過「般若禪功」的學習，最大的收穫是體驗到「放鬆與收心」，尤其每次在道場與老師共修，均能將身心徹底放鬆，度過一段愉快的時光。以前我因平時公務、家務及個人進修種種壓力，心緒繁亂，常想要安靜一下或放鬆一點，總是不容易。學習般若禪功之後，情緒改變很多。

另外在身體方面也有些變化，發現臉上時常冒出面皰，我這快近退休之年，好像返回到年輕時長痘痘，在健康上經檢查，除了膽固醇稍高，其他無不良狀況。最妙的是「終年難得感冒」。現在唯一看醫生的理由是治療牙周病與蛀牙。

後來在禪坐時，不僅兩手晃動，上半身也經常晃動，老師說：「那就是內氣在運行，受到阻礙，通了就不動。」老師科學的說法，一語道破，讓我安心的學習。以前一些朋友，身體有點晃動，就說是靈動，讓我們又好奇又害怕，但不敢學下去。

因本人任主管職位，又是一家庭之主，再加上尚在職進修博士課程，可說壓力十分繁重。學習般若禪功之後，處理事務方面總能從容應對。學習般若禪功對我個人來說，增加了信心、毅力與耐力。看周遭問題較冷靜、深入，這是很難形容的，僅能體會。學習般若禪功對於問題

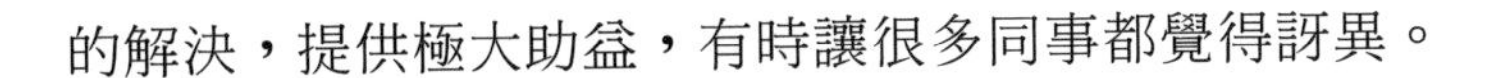

的解決，提供極大助益，有時讓很多同事都覺得訝異。

第三年：禪坐變換許多手印，並增加佛學常識研究。

當禪坐的狀況有很大進步，身體常發生皮膚搔癢無比，並覺得猶如全身纏繞蜘蛛網的樣子，搔癢之處主要在身體表面。老師說：「這還是八觸現象之一。」顯示氣在身體表層活動起來，活化表皮細胞。後來發現身上的黑斑、面皰變小而淡化消失。

此階段，除了練功外，亦研讀佛學的知識，以增強學習禪定與氣功的效果。在心境上的變化，是對於人生觀抱持較樂觀的態度，不會像以前事事計較，生活上重視的是安祥，而非高位、名利。個人在工作、家庭與進修的壓力下，仍然可以安然度過，而且順利完成了進修的課程，女兒也考上理想的大學，我想應該感謝修習「般若禪功」的效果，讓我體會到「修鍊是有方法的，不是一味講做人的道理而已，它是一種超越，超越一般的俗套，這方面老師明確的指導是很重要的。」

第四年：學習收心外，深入佛學經典，研究禪的眞諦。

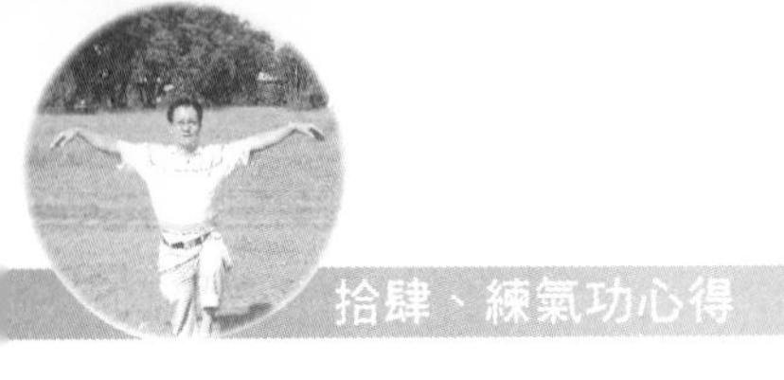

在禪坐方面已經體會到「什麼是收心？」禪坐時感覺較以往敏感。禪坐中之感受甚多，這是以前從未有的現象，主要體會到的，如有一段時間，眼前常出現閃光，非常明亮，一閃即逝。有時也常聞到香味、腐味、腥味、焦味等，這些現象持續約有兩三個月時間，以後也就不曾再出現。不過，身體搔癢情況，還是經常發生，與以前不同的是間歇性的癢，並且時間縮短，往皮膚深層裡鑽。蜘蛛網的纏繞感覺，時間越來越短，約一兩天或更短暫就結束。

對於皮膚深處的搔癢，雖然不太好受，但是由於知道是通經活絡的過程，也覺得滿高興的。

最近發現我的禪坐越來越能專心，精神更加容易集中，心亂時禪坐十分鐘，就感到輕鬆、愉快，較能控制情緒，所以處事的心態也有甚多變，處在這個繁忙且競爭的社會裡，要能注意到耐心的處理事情不易。工作上也常遭遇棘手的問題，經過靜心觀想，困難的問題就在不知不覺中出現了解決辦法，這無形的力量眞是不可思議。

總之，本人修習「般若禪功」近四年時間，身心方面感到有明顯的變化。現在老師爲普利衆生，又精心編製「防癌保健氣功」，我練了兩週兩次，腰、背幾乎要斷掉，不敢練下去。老師說：「再練幾個禮拜就好了，這個功法拉到你的腰、背經絡，那裡堵塞太厲害，沒練好會長骨刺。」過了兩個多月，此項痛苦不知不覺消失無蹤。

在這個複雜的社會各階層人士都感到壓力，能學「般若禪功」眞是幸福。我把個人的體會與經驗提供出來，也希望大家共享。

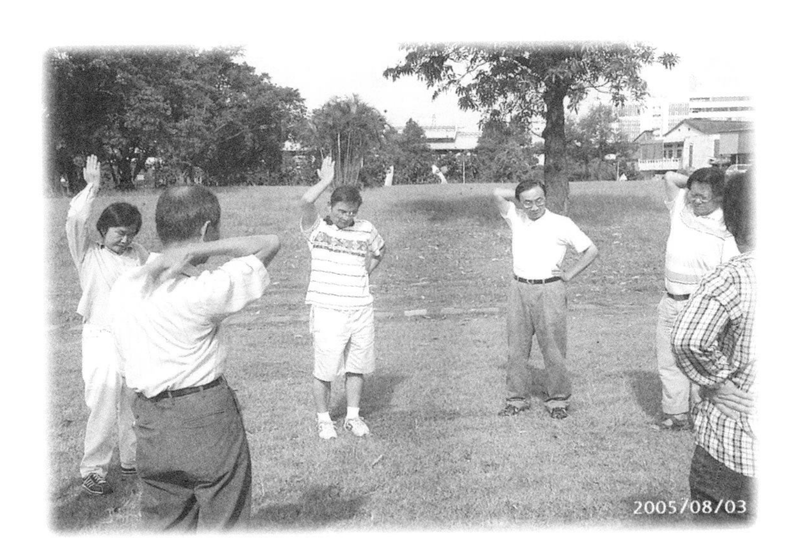

國家圖書館出版品預行編目資料

氣功防癌保健／陳紹寬著.
初版－－ 台北市：宇河文化出版；
紅螞蟻圖書發行，2007〔民96〕
面　　公分，－－(健康百寶箱；69)
ISBN 978-986-659-616-2 (平裝)

1.氣功 2.癌

411.12　　96008850

健康百寶箱 69

氣功防癌保健

作　　者／陳紹寬
發 行 人／賴秀珍
榮譽總監／張錦基
總 編 輯／何南輝
特約編輯／呂靜如
平面設計／林美琪
出　　版／宇河文化出版有限公司
發　　行／紅螞蟻圖書有限公司
地　　址／台北市內湖區舊宗路二段121巷28號4F
網　　站／www.e-redant.com
郵撥帳號／1604621-1 紅螞蟻圖書有限公司
電　　話／(02)2795-3656（代表號）
傳　　眞／(02)2795-4100
登 記 證／局版北市業字第796號
港澳總經銷／和平圖書有限公司
地　　址／香港柴灣嘉業街12號百樂門大廈17F
電　　話／(852)2804-6687
新馬總經銷／諾文文化事業私人有限公司
新加坡／TEL:(65)6462-6141　FAX:(65)6469-4043
馬來西亞／TEL:(603)9179-6333　FAX:(603)9179-6060
法律顧問／許晏賓律師
印 刷 廠／鴻運彩色印刷有限公司
出版日期／2007年6月　第一版第一刷

定價 200 元　港幣 67 元

ISBN 978-957-659-616-2　　Printed in Taiwan